SPRINGER-VERLAG · BERLIN · HEIDELBERG · NEW YORK

Hefte zur Unfallheilkunde

Zuletzt erschienen:

Heft 78: **Verhandlungen der Deutschen Gesellschaft für Unfallheilkunde, Versicherungs-, Versorgungs- und Verkehrsmedizin e.V. XXVII. Tagung vom 13. bis 15. Mai 1963 in Berlin.** Im Auftrage des Vorstandes herausgegeben von Prof. Dr. R. HERGET, Essen. Mit 72 Abbildungen. XII, 309 Seiten Gr.-8°. 1964. DM 58,60

Heft 79: **Die Entwicklung der modernen Unfallchirurgie.** Ein mediko-historischer Überblick. Von Dr. E. SCHARIZER, Oberarzt an der Oststadt-Klinik Mannheim. Mit einem Geleitwort von Prof. Dr. L. BÖHLER. VI, 76 Seiten Gr.-8°. 1964. DM 21,—

Heft 80: **Die Möglichkeiten der Homoio-, Hetero- und Allotransplantation bei der Behandlung der Schwerstverbrannten.** Von Dozent Dr. H. E. KÖHNLEIN, Chirurgische Universitätsklinik Freiburg i. Br. Mit 97 Abbildungen. VIII, 184 Seiten Gr.-8°. 1965. DM 54,—

Heft 81: **Verhandlungen der Deutschen Gesellschaft für Unfallheilkunde, Versicherungs-, Versorgungs- und Verkehrsmedizin e.V. XXVIII. Tagung vom 7. bis 10. Juni 1964 in Würzburg.** Im Auftrage des Vorstandes herausgegeben von Prof. Dr. J. REHN, Bochum. Mit 110 Abbildungen im Text. XVI, 371 Seiten Gr.-8°. 1965. DM 68,60

Heft 82: **Zur Entstehung des „neurogen" ausgelösten akuten Lungenödems und der akuten Magen-Darm-Blutungen.** Von Priv.-Doz. Dr. W. BISCHOF, Neurochirurgische Klinik der Universität Köln (Direktor: Prof. Dr. W. TÖNNIS). Mit 19 Abbildungen. VI, 62 Seiten Gr.-8°. 1965. DM 18,80

Heft 83: **Derzeitige Grenzen bei der planmäßigen Versorgung schwerer Handverletzungen.** Von Dozent Dr. G. ZRUBECKY, Oststadtklinik Mannheim. Mit 15 Abbildungen. VI, 38 Seiten Gr.-8°. 1965. DM 15,—

Heft 84: **Der Chirurg und das Schädeltrauma.** Von Priv.-Doz. Dr. A. ISFORT, Chirurgische Klinik und Poliklinik der Universität Münster/Westf. (Direktor: Prof. Dr. P. SUNDER-PLASSMANN). Mit 47 Abbildungen. IV, 128 Seiten Gr.-8°. 1965. DM 38,—

Heft 85: **Untersuchungen zur Mechanik der Beckenfrakturen und -luxationen.** Von Professor Dr. G. E. VOIGT, Vorstand des Institutes für Gerichtliche Medizin der Universität Lund/Schweden. Mit 32 Abbildungen. IV, 92 Seiten Gr.-8°. 1965. DM 28,80

Die Abonnenten der „Monatsschrift für Unfallheilkunde" erhalten die „Hefte zur Unfallheilkunde" zu einem gegenüber dem Ladenpreis um 20 v. H. ermäßigten Vorzugspreis.

HEFTE ZUR UNFALLHEILKUNDE

BEIHEFTE ZUR MONATSSCHRIFT FÜR UNFALLHEILKUNDE
VERSICHERUNGS-, VERSORGUNGS- UND VERKEHRSMEDIZIN

HERAUSGEGEBEN VON PROFESSOR DR. H. BÜRKLE DE LA CAMP

HEFT 86

DIE GELENKDENERVATION UND IHRE ANATOMISCHEN GRUNDLAGEN

EIN NEUES BEHANDLUNGSPRINZIP IN DER HANDCHIRURGIE

ZUR BEHANDLUNG DER SPÄTSTADIEN DER LUNATUMMALACIE
UND NAVICULAREPSEUDARTHROSE

VON

PRIV.-DOZ. DR. A. WILHELM

CHIRURGISCHE UNIVERSITÄTSKLINIK WÜRZBURG
DIREKTOR: PROF. DR. W. WACHSMUTH

MIT 25 ABBILDUNGEN

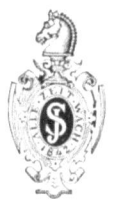

1966

SPRINGER-VERLAG/BERLIN · HEIDELBERG · NEW YORK

HEFTE ZUR UNFALLHEILKUNDE
Herausgegeben von Professor Dr. H. BÜRKLE DE LA CAMP
7801 Dottingen über Freiburg/Br.

Alle Rechte, einschließlich das der Übersetzung in fremde Sprachen, vorbehalten. Ohne ausdrückliche Genehmigung des Verlages ist es auch nicht gestattet, dieses Buch oder Teile daraus auf photomechanischem Wege (Photokopie, Mikrokopie) oder auf andere Art zu vervielfältigen.

ISBN 978-3-540-03551-0 ISBN 978-3-642-86268-7 (eBook)
DOI 10.1007/978-3-642-86268-7

© by Springer-Verlag, Berlin · Heidelberg · New York 1966
Library of Congress Catalog Card Number: 66–17146

Die Wiedergabe von Gebrauchsnamen, Handelsnamen, Warenbezeichnungen usw. in diesem Buch berechtigt auch ohne besondere Kennzeichnung nicht zu der Annahme, daß solche Namen im Sinne der Warenzeichen- und Markenschutz-Gesetzgebung als frei zu betrachten wären und daher von jedermann benutzt werden dürften.

Titel-Nr.: 5969

HERRN PROFESSOR DR. W. WACHSMUTH
MEINEM HOCHVEREHRTEN LEHRER
ZUM 65. GEBURTSTAG

Inhaltsverzeichnis

	Seite
A. Einleitung und Fragestellung	1
B. Die Nervenversorgung der Hand- und Fingergelenke	2
I. Geschichtlicher Rückblick	2
II. Eigene Untersuchungen	4
1. Material und Methode	4
2. Die Innervation der Handwurzelgelenke	5
3. Die Innervation der Fingergelenke	12
C. Klinische Untersuchungen	14
I. Material und Methode	14
1. Technik der Testausschaltung	15
2. Die Denervation der Handwurzel	18
3. Die Denervation der Langfingermittelgelenke	25
II. Kasuistik	26
1. Lunatummalacien	26
2. Lunatumcysten	31
3. Lunatumluxationsfraktur	32
4. Navicularepseudarthrosen und sonstige posttraumatische Restzustände	33
5. Verletzungen von Langfingermittelgelenken	42
D. Zum Problem der Lunatummalacie, der Navicularefraktur und -pseudarthrose sowie der Arthrosis deformans der Handwurzel	44
I. Die Lunatummalacie und ihre Behandlung	44
II. Die Navicularefraktur und -pseudarthrose und ihre Behandlung	51
III. Zum Problem der Arthrosis deformans	59
E. Diskussion der Ergebnisse	63
I. Ergebnisse der anatomischen Untersuchungen	63
1. Die Nerven der Handwurzel und Mittelhandgelenke	63
2. Die Nerven der Fingergelenke	66
3. Allgemeine Bemerkungen zur Gelenkinnervation	67
II. Ergebnisse der klinischen Untersuchungen	72
1. Ergebnisse der Testausschaltungen	72
2. Ergebnisse der Handwurzeldenervation	75

Inhaltsverzeichnis

Seite

    3. Zur Behandlung der Arthrosis deformans im distalen Radioulnargelenk 87
    4. Zur Denervation der Langfingermittelgelenke 89
    5. Weitere Möglichkeiten der Schmerzausschaltung 92
    6. Kritik des Verfahrens 94

F. Zusammenfassung 98

Literatur 102

A. Einleitung und Fragestellung

Das Hauptanliegen der Handchirurgie besteht bekanntlich darin, die Funktion der Hand nicht nur als Greifwerkzeug, sondern auch als „Sinnesorgan" zu erhalten, wiederherzustellen und, falls möglich, zu verbessern. Für das Gelingen eines derartigen Vorhabens mußten jedoch in den vergangenen Jahrzehnten erst zahlreiche Probleme auf dem Gebiete der plastischen, orthopädischen und Neurochirurgie in Angriff genommen und zu lösen versucht werden. Dies ist aber unter dem Blickpunkt einer rein funktionell ausgerichteten Chirurgie nicht immer in befriedigendem Maße gelungen. So stellen bestimmte, mit mehr oder minder starken Schmerzen einhergehende Gelenkerkrankungen und -veränderungen auch heute noch ein ungelöstes Problem dar, da die hierfür angegebenen konservativen Maßnahmen bei kritischer Betrachtung und im Vergleich zu den Fortschritten auf anderen Gebieten der Chirurgie nur als Resignation verstanden werden können, während die gleichzeitig empfohlenen operativen Maßnahmen im Sinne der Arthrodese zwar eine Radikal- aber keine Ideallösung darstellen, da die Verbesserung des Gebrauchswertes der Hand durch einen ganz erheblichen Funktionsverlust erkauft werden muß.

Es war daher naheliegend, nach anderen Möglichkeiten einer Schmerzausschaltung zu suchen, wobei die Funktion des Gelenkes erhalten bleibt. In dieser Hinsicht ist erstmals von CAMITZ im Jahre 1933 der interessante Vorschlag gemacht worden, durch Neurotomie Gelenkschmerzen zu beseitigen. Er wählte hierzu das Hüftgelenk, konnte allerdings, da er nur die sensiblen Fasern des N. obturatorius durchtrennte, zu keinen überzeugenden Ergebnissen kommen. Dies gelang aber wenige Jahre später TAVERNIER, der das Verfahren auf Grund anatomischer Untersuchungen der Hüftgelenksinnervation weiter ausbaute und in 75% über gute, mehrere Jahre konstant gebliebene Ergebnisse berichten konnte. Die Erfolge dieses Eingriffes am Hüftgelenk sind inzwischen im in- und ausländischen Schrifttum von zahlreichen Autoren bestätigt worden und sollen nach ihren Angaben zwischen 60 und 75% liegen (BRÄUTIGAM, DONKERSLOOT, FABIAN, LEMBCKE, OBLETZ, PADOVANI, SCHWÄDT, SIEBER u. a.). Ähnliche günstige Ergebnisse liegen inzwischen auch von der Denervation des Kniegelenkes (MARCACCI), der Sprunggelenke (NYAKAS) sowie des Schultergelenkes (NYAKAS und KISS) vor. Dabei wurde von NYAKAS als wesentliche Neuerung eine präoperative Novocainblockade der schmerzleitenden Bahnen eingeführt, die als Test einen Hinweis auf das zu erwartende Operationsergebnis gibt und auf diese Weise eine Auswahl der mit hinreichender Aussicht auf Erfolg operierbaren Patienten gestattet. Hierdurch konnte die Sicherheit der Gelenkdenervation ganz beträchtlich erhöht werden.

Demgegenüber sind an Hand- und Fingergelenken bis heute noch keine derartigen Eingriffe näher bekannt und beschrieben worden. Die Überprüfung der Literatur ergab ferner, daß die Frage der Gelenkinnervation an der Hand bisher nur einmal in ihrer Gesamtheit bearbeitet worden ist, und zwar von RÜDINGER vor mehr als 100 Jahren.

Der Anlaß zu der vorliegenden Arbeit war daher durch folgende Fragen gegeben:
1. Kann auch an den Hand- und Fingergelenken durch gezielte Neurotomie Schmerzfreiheit erreicht werden?
2. Ist die Gelenkdenervation ohne gleichzeitige Schädigung der Motorik und Hautsensibilität durchführbar?
3. Welche Gelenkaffektionen können durch Denervation günstig beeinflußt werden?
4. Wie sind die Spätergebnisse und wo liegen die Grenzen des Verfahrens?
5. Inwieweit vermag die Denervation die Arthrodese zu ersetzen?

Als unbedingte Voraussetzung für die Beantwortung dieser Fragen ergab sich die Notwendigkeit einer erneuten makroskopisch-präparatorischen Bearbeitung der Innervationsverhältnisse an den Hand- und Fingergelenken. Dem klinischen Teil der Arbeit seien daher die eigenen Präparationsergebnisse in einem gesonderten Abschnitt vorangestellt.

B. Die Nervenversorgung der Hand- und Fingergelenke

I. Geschichtlicher Rückblick

Die erste und zugleich grundlegende Arbeit über die *Innervation sämtlicher Gelenke des menschlichen Körpers* verdanken wir der Präparierkunst RÜDINGERs (1857). Er beschreibt für den Bandapparat des Handgelenkes und der Handwurzel Nervenfasern, die auf der Volarseite dem N. interosseus volaris und auf der Dorsalfläche dem N. interosseus dorsalis entstammen. Endfäden des letztgenannten Nerven verbinden sich nach einer im Jahre 1870 erschienenen Darstellung knapp distal der Intermetakarpalgelenke mit den Rr. perforantes des tiefen Ulnarisastes zu den sogenannten Rr. intermetacarpales, die von dorsal her die Metacarpophalangealgelenke des 2. bis 5. Strahles versorgen (Abb. 1). Weitere Beiträge zur Innervation der Handwurzel fand RÜDINGER von seiten des R. profundus ni. ulnaris, und zwar einmal in Form einiger Fäden, die sich um das Os pisiforme herumschlingen, in das Kapselband dieses Knochens eintreten und häufig auch mit einem etwas weiter distal abtretenden Faden die Bänder zwischen Os pisiforme und Os hamatum versorgen; zum anderen in Form von zunächst 2, nach einer späteren Untersuchung (Abb. 2) 3 stärkeren Ästen zu der Ventralseite der Intermetakarpal- und Carpometakarpalgelenke. Neben einem mitunter zu beobachtenden Endfaden des R. profundus ni. ulnaris zur Versorgung der Ulnarseite des Daumengrundgelenkes und den bereits oben erwähnten

Rr. perforantes konnte RÜDINGER bereits als konstanten Befund kleine Nervenfäden beschreiben, die, von Zweigen für die Mm. interossei et lumbricales entspringend, auf den Zwischenknochenmuskeln verlaufen und entsprechend den erwähnten Rr. intermetacarpales die Metacarpophalangealgelenke auf ihrer Ventralseite versorgen (Abb. 2). Für die Dorsalseite des Daumensattelgelenkes und des 1. Intermetakarpalgelenkes wird je ein Zweig des R. superficialis ni. radialis angegeben, für die Beugeseite des ersteren hingegen nur ein sehr schwacher Faden, der

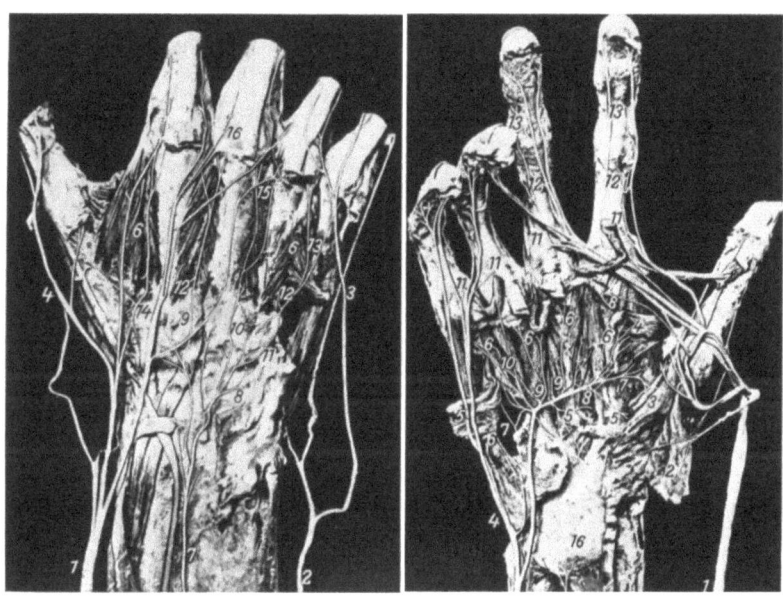

Abb. 1   Abb. 2

Abb. 1. Die Innervation der Handwurzel- und Fingergrundgelenke von dorsal (Aus N. RÜDINGER: Die Anatomie der menschlichen Rückenmarksnerven.): *1.* R. superficialis ni. radialis; *2.* R. dorsalis ni. ulnaris; *7.* N. interosseus dorsalis, der mit 3 Endzweigen *(9, 10, 11)* mit den Rr. perforantes ni. ulnaris *(12)* anastomosiert und mit diesen zusammen die Rr. intermetacarpales *(13, 15)* bildet; *14.* R. articularis spatii interossei I; *16.* Rr. articulares der Nn. digitales dorsales proprii.

Abb. 2. Die Innervation der Handwurzel- und Fingergelenke von volar. (Aus N. RÜDINGER: Die Anatomie der menschlichen Rückenmarksnerven.): *1.* N. medianus; *3.* Zweig des R. profundus ni. ulnaris zum Daumengrundgelenk; *4.* R. superficialis ni. ulnaris; *8.* R. profundus ni. ulnaris mit Rr. perforantes *(5, 7)* und Rr. articulares für die Fingergrundgelenke *(6)*; *11.* Rr. articulares für die Grundgelenke; *12.* Rr. articulares für die Mittelgelenke; *13.* Rr. articulares für die Endgelenke.

sich von einem Muskelast des Abductor pollicis brevis ableitet. An der nervösen Versorgung der Daumen- und Langfingergrundgelenke beteiligen sich ferner die an der Ulnar- und Radialseite vorbeiziehenden Nn. digitales volares et dorsales, und zwar geben sie je einen Gelenkast ab. Das gleiche Innervationsprinzip fand RÜDINGER auch am Daumenendgelenk sowie an den Langfingermittelgelenken. Die Langfingerendgelenke hingegen werden nur auf der Ventralseite von je einem Nervenpaar versorgt (Abb. 1 u. 2).

Ergänzt wird dieses Präparationsergebnis durch Untersuchungen von RAUBER (zit. nach HENLE), der ebenfalls eine Verstärkung eines jeden Intermetakarpalnerven durch einen Zweig des R. profundus ni. ulnaris fand und den entsprechenden Nerven des 1. Intermetakarpalraumes stets in 7 Zweige zerfallen sah.

RAUBER schreibt wörtlich: „2 laufen rückwärts, von denen der eine sich an die Arterie hält, der andere die radiären Bänder der Handwurzel versorgt; der dritte und vierte ziehen quer zu den Bändern der Basen 1 und 2, der fünfte zur Ulnarseite und dem Periost des 1. Mittelhandknochens; der sechste verbindet sich mit dem dorsalen radialen Ast des II. Fingers und läuft auf dem M. interosseus dorsalis I nach vorne zum 2. Fingerkarpalgelenk; der siebte anastomosiert mit dem R. profundus ni. ulnaris und läuft in die Tiefe zum Gelenk". Wie RÜDINGER später ergänzend hinzufügt, gelangt ein Ästchen auch zum Metacarpophalangealgelenk des Daumens. Weitere Einzelbefunde stammen von CRUVEILHIER, der für die Innervation der Vorder- und Rückseite des Radiokarpalgelenkes einen Ast des N. cutaneus antebrachii radialis fand, sowie von VALENTIN, der als erster Gelenkäste des R. dorsalis manus ni. ulnaris für die Handwurzel dargestellt haben soll. 1936 beschrieben v. LANZ und WACHSMUTH einen Ast des R. superficialis ni. radialis, der in Höhe des Processus styloideus radii entspringt und das Radiocarpalgelenk versorgt. 1953 folgt dann von WINCKLER eine weitere Beschreibung des 1. Intermetacarpalnerven mit dem Hinweis, daß dieser Nerv auch vom medizinisch-chirurgischen Standpunkt aus wegen seiner etwaigen Anaesthesierung bei Traumen von Bedeutung und operativ leicht aufzusuchen ist. Eine erneute Bearbeitung hat dieses Thema erst wider im Jahre 1950 durch die beiden italienischen Autoren FILOGAMO und ROBECCHI erfahren, wodurch bisher bekannte Befunde zum großen Teil wieder bestätigt werden konnten. Darüber hinaus ergab die weitere Durchsicht der Literatur, wie etwa der Lehr- und Handbücher von BRAUS u. ELZE (1940); BUMKE und FOERSTER; FROHSE und FRÄNKEL; POIRIER und CHARPY; SAPPEY; TESTUT; TOLDT und HOCHSTETTER u. a., keine neuen Untersuchungsergebnisse. Es wird vielmehr an bereits Bekanntes angeknüpft und oftmals nur eine rein numerische Aufzählung der für die einzelnen Gelenke in Frage kommenden Nerven gegeben.

II. Eigene Untersuchungen

1. Material und Methode

Insgesamt wurden 5 Hände von Erwachsenen untersucht, die nach ausreichender Formol-Carbol-Konservierung zunächst für mehrere Wochen in 70%igem Alkohol aufbewahrt worden waren. Hierdurch ließ sich die Präparation feiner Nervenäste, insbesondere im Bereich der Finger, wesentlich leichter gestalten. Die Darstellung der Gelenknerven erfolgte mit Hilfe einer Präparierlupe bei künstlicher Beleuchtung, da Tageslicht zu geringe Farbunterschiede ergab. Neben dem üblichen Präparierbesteck wurden feine Pinzetten, Scheren und Zupfnadeln verwendet.

Die Illustration der Präparationsergebnisse erfolgt durch halbschematische Abbildungen, bei denen es aus Gründen der besseren Übersicht manchmal notwendig war, Veränderungen hinsichtlich der Lage von Hauptnervenstämmen, wie z. B. des N. ulnaris, vorzunehmen. Demgegenüber wurde aber versucht, die Innervationsverhältnisse der einzelnen Gelenke möglichst objektiv wiederzugeben.

Der überwiegende Teil des Materials (3 Hände) ist bereits in früheren Jahren im Rahmen einer größeren Arbeit über die Innervation der Gelenke der oberen

Extremität untersucht und 1958 veröffentlicht worden. Die in Ergänzung dazu an der hiesigen Klinik durchgeführten präparatorischen Untersuchungen dienten zur nochmaligen Überprüfung von Einzelbefunden, insbesondere aber zur Klärung der Frage, auf welchem funktionsschonenden Wege sich die einzelnen Nerven operativ am besten erreichen lassen. Die folgenden Schilderungen der anatomischen Befunde sind im wesentlichen der obenerwähnten Veröffentlichung entnommen.

2. Die Innervation der Handwurzelgelenke

Sie erfolgt durch Gelenkäste folgender Nerven: N. interosseus dorsalis, R. superficialis ni. radialis, N. cutaneus antebrachii radialis, R. palmaris ni. mediani, N. interosseus volaris, N. ulnaris, R. profundus ni. ulnaris, N. cutaneus antebrachii ulnaris, R. dorsalis manus ni. ulnaris, N. cutaneus antebrachii dorsalis und N. medianus.

Die Gelenkäste des N. interosseus dorsalis. Nachdem der N. interosseus dorsalis die Membrana interossea verlassen hat, zweigen sich von ihm während des Verlaufes auf der Dorsalfläche des distalen Radiusendes neben kürzeren Periostfäden bereits die ersten Gelenkäste ab. Sie versorgen im wesentlichen das distale Radioulnargelenk einschließlich des Recessus. Auf dem Boden des 4. Strecksehnenfaches verlaufend, erreicht er dann den radiokarpalen Gelenkspalt und gibt hier außer kurzen Ästen, die sofort in die Tiefe ziehen, sowohl nach ulnar, als auch nach radial einen stärkeren Zweig ab. Der letztere kann mitunter mit einem aus der Tabatière kommenden Gelenknerven anastomosieren (Abb.3). Der Hauptstamm des N. interosseus dorsalis beschreibt dann über dem Os lunatum einen leichten radial-konvexen Bogen in Richtung auf das Os hamatum. Hierbei teilt er sich zweigförmig in kürzere und längere Äste auf, die den dorsalen Bandapparat innervieren und, mit diesem innig verbunden, zu den Basen der Mittelhandknochen verlaufen. Von den längeren Ästen lassen sich meist 2 ohne Schwierigkeit bis zu den Carpometakarpalgelenken verfolgen. Ihre feineren Endfasern erteilen nun den Ligg. basium dorsalia feinste Fäserchen und verbinden sich hier mit rückläufigen Ästchen der Rr. perforantes ni. ulnaris des 2. bis 4. Spatium interosseum. Die Rr. perforantes selbst verlaufen in Begleitung der Aa. metacarpeae dorsales als Rr. intermetacarpales nach distal (Abb. 3). Sie können nun im proximalen und distalen Bereich des Zwischenknochenraumes einen Verbindungszweig von einem der Hautäste erhalten und geben ihrerseits ebenfalls in wechselnder Höhe an die den Intermetakarpalraum begrenzenden Ränder der Mittelhandknochen feine Fäden ab. Schließlich teilen sich die Rr. intermetacarpales in wechselnder Höhe in je 2 Zweige, welche die einander zugekehrten Seiten zweier benachbarter Fingergrundgelenke versorgen. Die einzelnen Zweige treten dabei unter das Sehnenhäubchen und versorgen mit mehreren Fäden den dorsalen und dorsolateralen Teil der proximalen Kapsel (Abb. 5). Das Verhalten der den Rr. intermetacarpales entsprechenden volaren Gelenkäste (s. u.) weicht hiervon ab; sie versorgen nämlich nur je 1 Fingergrundgelenk.

Der bogenförmige Verlauf des N. interosseus dorsalis im Bereich des Os lunatum wird durch einen dünnen Ast fortgesetzt, der ungefähr über dem Interkarpalspalt nach ulnar zieht. Hiervon zweigen sich auch nach proximal mehrere Gelenkäste ab. Einer von ihnen läßt sich über das Os triquetrum hinweg verfolgen, bis er kurz vor dem Capitulum ulnae mit dem Gelenkast des N. cutaneus antebrachii dorsalis anastomosiert und in der Tiefe als Kapselast endet (Abb. 3). An der Ulnarseite des Carpus verbindet sich der vorher erwähnte Ast des N. interosseus dorsalis mehrfach mit Gelenkästen des R. dorsalis manus ni. ulnaris. Hierdurch entsteht ein kleines Geflecht, aus dem sich im Bereich der Basis des Os metacarpale V ein Verbindungsfaden zum R. perforans IV löst (Abb. 3).

Schließlich wäre noch zu erwähnen, daß sich der N. interosseus dorsalis auch im Bereich der Handwurzel durch die oberflächliche Fascie hindurch mit einem Ästchen des R. superficialis ni. radialis verbinden kann. Eine derartige Anastomose ist in Abb. 3 dargestellt.

Die Gelenkäste des R. superficialis ni. radialis. In Höhe des Processus styloides radii beginnt sich der R. superficialis ni. radialis in seine Hauptäste aufzuteilen. Von ihnen entspringen meist 2 bis 3 feinere Zweige, die nach mehr oder minder langem Verlauf in das Stratum superficiale ligi. carpi dorsalis eintreten und sich in Richtung zum Periost und den hier liegenden Sehnenfächern noch ein Stück verfolgen lassen. Eines dieser Ästchen, das dem N. digitalis dorsalis communis I entstammt, ist besonders bemerkenswert. Es verteilt sich zwischen dem 1. und 2. Sehnenfach auf dem Lig. carpi dorsale. Neben Periostfasern und solchen, die die beiden Sehnenfächer innervieren, löst sich von ihm ein etwas längerer Faden, der auf dem Proc. styloideus radii herabläuft, um sich auf dem Lig. collaterale carpi radiale mit einem Gelenkast des N. cutaneus antebrachii radialis (s. u.) und, wie bereits erwähnt, auch manchmal mit einem Zweig des N. interosseus dorsalis zu verbinden (Abb. 3).

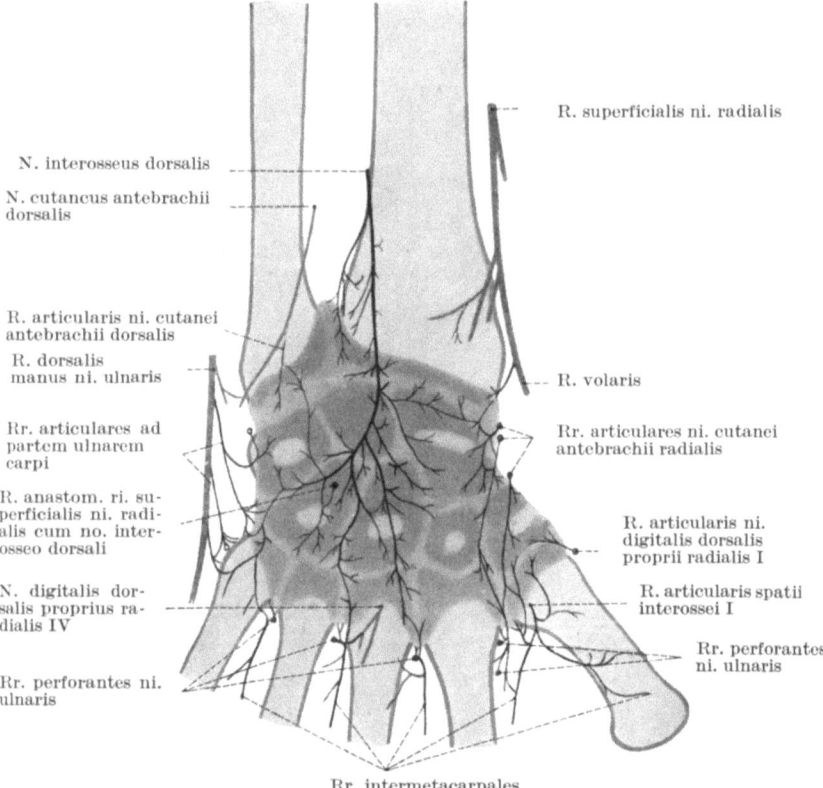

Abb. 3. Die Innervation der Handwurzel von dorsal. (Aus A. WILHELM: Z. Anat. *120*, 331 (1958).) R. dorsalis manus ni. ulnaris seitwärts abgezogen.
Erklärungen zu den Abb. 3 bis 5. Kapselbereich dunkelgrau, Knochen hellgrau, Gelenk- und gelenknahe Periostäste schwarz, alle übrigen Nerven dunkelgrau. Von der Gegenseite kommende bzw. noch dahin verlaufende Äste sind durch Ringe gekennzeichnet.

Neben Fasern zu den Fingergrundgelenken, die weiter unten noch im Zusammenhang besprochen werden, gibt der R. superficialis ni. radialis weitere Äste an bestimmte Handwurzelgelenke ab.

Vom N. digitalis dorsalis radialis I zweigt sich in Höhe der Basis des Os metacarpale I ein stärkeres Ästchen ab, welches nach kurzem Verlauf zwischen dem Ansatz des M. abductor pollicis longus und der Sehne des M. extensor pollicis brevis das Os metacarpale I erreicht. Hier gibt es mehrere Periostfäden ab und verläuft zwischen den beiden Sehnen nach proximal, um unter und zwischen denselben mit mehreren Ästen das Daumensattelgelenk zu versorgen (Abb. 3 und 4). In einem der Präparate wurde außerdem eine Verbindung dieses Gelenknerven mit dem für den proximalen Kapselteil bestimmten Gelenkast des N. medianus (s. u.) gesehen.

Ein weiterer Gelenkast entspringt aus dem N. digitalis dorsalis communis I etwa in Höhe der Sehne des M. extensor pollicis longus oder kurz nach Überquerung derselben. Dieser Gelenknerv wurde im letzten Jahrhundert als I. Intermetakarpalnerv genau beschrieben (RAUBER). Auch RÜDINGER erwähnt ihn in dem 1870 erschienenen Werk „Die Anatomie der Menschlichen Rückenmarksnerven". In neuerer Zeit befaßte sich WINCKLER erneut mit diesem Nerven, den er als R. articularis dorsalis des 1. Spatium interosseum bezeichnete. Dieser Nerv kann nach eigenen

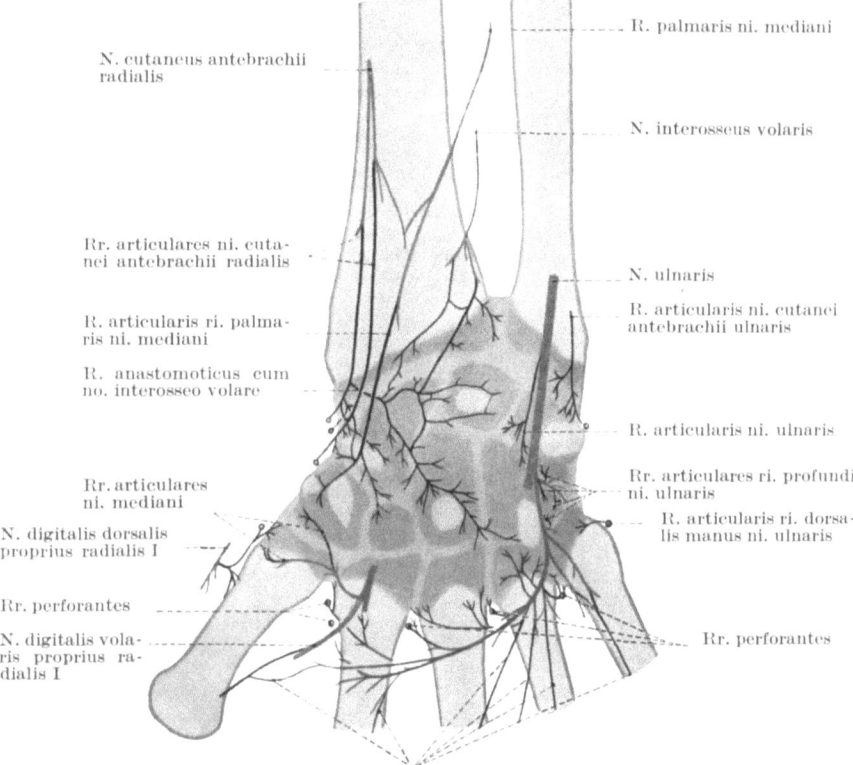

Abb. 4. Die Innervation der Handwurzel von volar. (Aus A. WILHELM: Z. Anat. *120*, 331 (1958).) N. digitalis dorsalis proprius rad. I. radialwärts abgezogen.

Untersuchungen entweder, wie in dem abgebildeten Präparat, aus dem N. digitalis dorsalis proprius ulnaris I oder aber im Teilungswinkel des N. digitalis dorsalis communis I selbst entspringen. Im letzteren Fall kann er außerdem während des Durchtritts durch die Fascia dorsalis manus noch einen Zuschuß vom N. digitalis dorsalis proprius radialis II erhalten. Bei höherem Ursprung verläuft der Gelenknerv zunächst in unmittelbarer Nachbarschaft der V. metacarpea dorsalis I oder mit einem stärkeren Ast derselben nach distal und durchsetzt gemeinsam mit dem perforierenden Venenast, dem er stets ulnar anliegt, die Fascia dorsalis über dem proximalen Ende des 1. Intermetakarpalraumes. Subfascial trifft der Gelenknerv auf die A. radialis. Im Bereich dieser, ihrer Äste und Begleitvenen zerfällt er in mehrere Fäden und bildet ein auffallendes Geflechtwerk. Hiervon zweigen sich in proximaler Richtung neben kurzen Fäden zum 1. Intermetakarpalgelenk 2 stärkere Ästchen ab, die radial von der A. radialis verlaufen und das Sattelgelenk des Daumens sowie das anschließende Periost versorgen. Der unmittelbar am radialen Rand der Arterie verlaufende Faden kann mit einem R. articularis ni. cutanei antebrachii radialis anastomosieren (Abb. 3). Auch am ulnaren Rand der Arterie kann ein direkter Ast des 1. Intermetacarpalnerven nach proximal bis zum 2. Carpometakarpalgelenk verlaufen und durch einen Seitenzweig, der sich über den Ansatz des M. extensor carpi radialis longus hinweg begibt, bis zu den Bändern reichen, welche die Basen des 2. und 3. Os metacarpale verbinden, und außerdem noch über dem Os multangulum minus mit einem Endast des N. cutaneus antebrachii radialis anastomosieren. In dem abgebildeten Präparat (Abb. 3) findet sich anstatt dessen auf der ulnaren Seite der A. radialis ein über den radialen Basisteil des Os metacarpale II hinwegziehender Faden des N. cutaneus antebrachii radialis, der sich mit den im Abschnitt „N. ulnaris" beschriebenen Rr. perforantes des 1. Zwischenknochenraumes verbindet. Von hier aus wird das erste Intermetakarpalgelenk sowie das basisnahe Periost an der Innenseite des Os metacarpale II versorgt. Der in distaler Richtung weiterlaufende Faden verbindet sich mit einem stärkeren Ästchen des R. articularis spatii interossei I. Der vereinigte Stamm läuft dann auf dem M. interosseus zum Grundgelenk des Zeigefingers, das er mit mehreren Fasern versorgt. Ebenfalls in dieser Richtung zieht in Übereinstimmung mit RÜDINGER ein aus dem R. articularis des 1. Zwischenknochenraumes entspringender Nerv zum Metacarpophalangealgelenk des Daumens. Er verläuft zunächst über dem radialen Kopf des M. interosseus dorsalis I, dessen Muskelfiederung senkrecht schneidend, fast bis zum distalen Ursprungsrand des Muskelkopfes, unterläuft hier einige randständige Muskelfasern und gelangt dann an die Ulnarseite des Os metacarpale I. Hier verzweigt er sich als Periostnerv, während seine Endfasern bis zum proximalen Gelenkabschnitt gelangen. In einem anderen Fall hatte sich dieser Nerv offenbar in den N. digitalis dorsalis ulnaris I verirrt. Letzterer gab neben den üblichen Gelenkästen etwa auf halber Höhe des Mittelhandknochens einen sehr starken Ast ab, der zum Teil unter den Strecksehnen als Periostast und zum anderen mit mehreren Fasern an der Innenseite des Daumengrundgelenkes und am unmittelbar angrenzenden dorsalen und volaren proximalen Kapselabschnitt endete. Schließlich gibt der R. articularis des 1. Zwischenknochenraumes noch ein feines Ästchen an die Volarseite des 1. Intermetakarpalgelenkes ab, das nahe der Basis des 1. Strahles in die Tiefe verläuft (Abb. 3).

Die Gelenkäste des N. cutaneus antebrachii radialis. Von diesem Nerven wird in der älteren Literatur ein Ast für das Radiocarpalgelenk erwähnt. Nach unseren Untersuchungen handelt es sich meist um 2 Hauptgelenkäste, die ein wesentlich größeres Verbreitungsgebiet und reichliche Anastomosenbildungen untereinander sowie mit benachbarten Gelenknerven aufweisen.

Der Hauptstamm des N. cutaneus antebrachii radialis teilt sich beim Erwachsenen knapp handbreit proximal des Radiokarpalgelenkes in mehrere Äste. Während die ulnar verlaufenden z. T. mit dem R. palmaris ni. mediani anastomosieren, lassen sich in der Verlaufsrichtung der A. radialis meist 2 ansehnliche Äste verfolgen, die kurz vor Erreichen des Gelenkspaltes die oberflächliche Fascie durchsetzen und sich der A. radialis beigesellen. Dabei kommt der eine Ast mehr ulnar, der andere mehr radial des Gefäßes zu liegen. Im Bereich des Ursprungs des R. superficialis aae. radialis kommt es durch Querverbindungen zur Ausbildung eines Nervengeflechtes. Von dem radialen Ast geht zunächst ein relativ starker Zweig nach ulnar ab, der die Arterie unterläuft und sich zwischen Knochen und Sehne des M. flexor carpi radialis mit den noch zu besprechenden Ästen des N. interosseus volaris verbindet (Abb. 4). Der mehr ulnar verlaufende Ast entsendet in distaler Richtung einen stärkeren Zweig, der mit dem R. superficialis aae. radialis verläuft und sich schließlich mit dem Gelenkast des R. palmaris ni. mediani (s. u.) vereinigt. Vorher gibt er noch einen ansehnlichen Gelenkfaden ab, der vor dem Tuberculum ossis navicularis nach ulnar zieht. Von dem Geflecht gehen außerdem mehrere kurze

Ästchen zum Radiokarpalgelenk ab. Die beiden Hauptäste ziehen dann in Begleitung des Gefäßes in der bereits beschriebenen Anordnung in die Tabatière, verbinden sich hier wie auch im weiteren Verlauf untereinander und geben kurze Gelenkästchen an die radiale Seite der Handwurzel bis zu den Carpometakarpalgelenken des 1. und 2. Strahles ab. Die Endäste verbinden sich dann zu beiden Seiten der A. radialis, in Höhe der Basen des 1. und 2. Mittelhandknochens, mit Ästen des N. articularis spatii interossei I sowie der Rr. perforantes ni. ulnaris (Abb. 3).

Besondere Beachtung verdient noch eine Anastomosenbildung des radialen Hauptastes mit dem oben geschilderten Periost-Gelenk-Zweig des Ramus superficialis ni. radialis. Von hier aus läuft in Höhe des radiokarpalen Gelenkspaltes nach dorso-ulnar ein feiner Faden, der eine eben makroskopisch darstellbare Verbindung mit einem Zweig des N. interosseus dorsalis, wie bereits erwähnt, eingeht (Abb. 3). An Stelle der beiden beschriebenen Äste gesellte sich an einem anderen Präparat etwa 3 Querfinger oberhalb des Radiokarpalgelenkes ein sehr starker Zweig des N. cutaneus antebrachii radialis der Art. radialis bei, der von hier ab nach distal das Gefäß und dessen Äste ebenfalls mit einem sehr stark ausgeprägten Geflecht umgab. In diesem Fall ließen sich insgesamt 3 Verbindungen mit dem N. interosseus volaris, eine mit dem N. articularis spatii interossei I und eine weitere mit dem Periost-Gelenk-Ast des R. superficialis ni. radialis darstellen. Außerdem zog ein besonders starker Faden an der radialen Seite des R. superficialis aae. radialis nach distal, unterlief in Höhe des Tuberculum ossis navicularis das Gefäß und verband sich hier nach Abgabe mehrerer Gelenkästchen auf der ulnaren Seite des Gefäßes mit einem scheinbar vom N. digitalis dorsalis radialis I kommenden Gelenkast. Bei der Auffaserung erwies sich dieser ebenfalls als Ast des N. cutaneus antebrachii radialis. Aus der Anastomose entwickelte sich schließlich ein Nervenstämmchen, welches in der Sehnenführung des M. flexor carpi radialis zur Tiefe des Canalis carpeus verlief, ähnlich einem noch zu besprechenden Gelenkzweig des R. palmaris ni. mediani. Der mit dem oberflächlichen Ast der A. radialis verlaufende Nervenfaden gab knapp proximal der eben erwähnten Anastomose außerdem noch ein feines rückläufiges Ästchen zur Ulnarseite des Gefäßes ab und ließ sich von hier aus bis zum Radiokarpalgelenk verfolgen.

Die Gelenkäste des N. medianus. Über dem distalen Abschnitt des Radius geht der R. palmaris ni. mediani häufig Anastomosen mit den Endverzweigungen des N. cutaneus antebrachii radialis ein und gibt mitunter einen stärkeren Gelenkast zum radiovolaren Abschnitt des Handwurzel ab (Abb. 4). Er verläuft in Richtung auf das Tuberculum ossis navicularis und erreicht, allmählich tiefer eintretend, in Höhe des Tuberculum die Sehnenführung des M. flexor carpi radialis, wo er in 3 Äste zerfällt. Der ansehnlichste unter ihnen zieht in der Wandung dieses Sehnenkanals zum Boden des Canalis carpeus, wo er sich mit mehreren feinen Fäden im radialen Bereich des Lig. carpi radiatum verteilt. Die Endfasern lassen sich bis in unmittelbare Nähe derjenigen des N. interosseus volaris (s. u.) verfolgen. Anastomosen konnten hier jedoch nicht dargestellt werden. Der dünnste Zweig läuft unter dem R. superficialis aae. radialis hinweg zum Tuberculum ossis multanguli maioris, verteilt sich in diesem Bereich und schickt seine Endäste bis zum proximalen Abschnitt des Daumensattelgelenkes. Der dritte, wieder etwas stärkere Ast verläuft nach proximal, gibt an der radialen Seite der erwähnten Sehnenführung einige Fädchen zur Kapsel zwischen Os naviculare und Os multangulum maius ab und anastomosiert schließlich entlang dem R. superficialis aae. radialis mit den Gelenkästchen des N. cutaneus antebrachii radialis.

Die 3 Äste des eben beschriebenen Gelenknerven waren an einem anderen Präparat durch Zweige des N. cutaneus antebrachii radialis ersetzt. Eine Darstellung dieser Verhältnisse findet sich unter dem Abschnitt „Die Gelenkäste des N. cutaneus antebrachii radialis".

Von den Medianusästen, die den M. opponens und das Caput superficiale mi. flexoris brevis versorgen, zweigen sich 2 Rr. articulares ab, welche die Articulatio carpometacarpea pollicis an ihrer volaren Seite versorgen (Abb. 4). Der erste, bereits von RÜDINGER beschriebene Ast wendet sich etwas nach proximal und verteilt sich in dem Kapselbereich über dem Os multangulum maius; der zweite, wesentlich dünnere Ast löst sich von einem fast parallel mit den Fasern des M. opponens verlaufenden Muskelzweig und endet im Bereich der distalen Kapselgrenze, in unmittelbarer Nähe des Ansatzes des M. abductor pollicis longus.

An einem Präparat anastomosierte der proximale Ast des R. muscularis ni. mediani kurz vor seiner Aufteilung über dem Os multangulum maius mit einem ebenfalls zum Daumensattelgelenk ziehenden Zweig des N. digitalis dorsalis radialis I. Die Anastomose lag in fast radio-ulnarer Richtung in Höhe des Gelenkspaltes und lief über die Sehnenscheide des M. abductor pollicis longus hinweg, an die sie mehrere feine Fädchen verlor. Ansonsten versorgt der N. medianus zusammen mit den Nn. ulnaris et radialis noch mehrere Fingergelenke. Die Innervation dieser Gelenke wird weiter unten in einem eigenen Abschnitt besprochen.

Die Gelenkäste des N. interosseus volaris. Präpariert man die Innervationsverhältnisse des M. pronator quadratus systematisch durch, dann lassen sich stets ein, unter Umständen aber auch zwei stärkere Stämmchen verfolgen, die am distalen Muskelrand austreten und kurz darauf in dem Bindegewebe, welches der Volarfläche des Radius aufliegt, verschwinden (Abb. 4).

Das mehr ulnar gelegene Stämmchen gibt zunächst einen ansehnlichen Faden zur volaren Fläche des distalen Radioulnargelenkes ab, der nach RÜDINGER konstant sein soll. Hierauf verbinden sich die beiden Stämmchen durch einen feineren Faden und verlaufen unter Abgabe von kurzen Ästchen zum Radiokarpalgelenk in Richtung auf das Os naviculare. Über diesem kommt es im Bereich des Bandapparates durch Aufnahme eines Gelenkzweiges des N. cutaneus antebrachii radialis (s. o.) zu einer O-förmigen Geflechtbildung. Hiervon gelangen kürzere und längere Fasern, in verschiedenen Richtungen ausstrahlend, zu den volaren Bändern des Carpus, in denen sie als feine Fasern verschwinden. Besonders beachtenswert ist hierbei eine weitere O-förmige Geflechtbildung im Bereich des Os lunatum sowie ein stärkerer Ast, der schräg nach distal über das Os capitatum hinweg verläuft. Mit seinen Endfasern reicht er fast bis zum distalen Rand des Hamulus ossis hamati und grenzt somit unmittelbar an die Ausbreitungsgebiet der Rr. articulares ni. ulnaris. Auf diese Weise wird praktisch der ganze Boden des Canalis carpeus nervös versorgt.

An den anderen Präparaten waren die Verhältnisse ähnlich. So fanden sich u. a. ein Ast für das distale Radioulnargelenk sowie die eben beschriebenen Verbindungen mit einem Gelenkast des N. cutaneus antebrachii radialis.

Die Gelenkäste des N. ulnaris. Über dem distalen Ende der Ulna zweigt sich vom N. ulnaris ein sehr feiner Faden ab, der an die Innenseite des Os pisiforme gelangt, wo er in mehrere Fädchen zerfällt. Die proximalen ziehen hinab zur Articulatio ossis pisiformis, die distalen verlieren sich zum größten Teil an der Innenseite des Erbsenbeines, während eines von ihnen zusammen mit einer kleinen Arterie von radial her in das Lig. pisohamatum eintritt (Abb. 4).

Der in die Mm. abductor et flexor brevis digiti V eintretende Ast gibt vor seiner Aufteilung einen feinen, etwas rückläufigen Zweig zur distalen Fläche des Os pisiforme und zur ulnaren Seite des Lig. pisohamatum ab. Kurz nach der Aufteilung entspringt dann von einem der feineren Muskelästchen ein dünner Faden, der in fast dorsaler Richtung verläuft und im Lig. pisometacarpicum endet (Abb. 4). Mit dem eben genannten Muskelzweig des R. profundus ni. ulnaris trat an einem anderen Präparate durch einen sehr feinen Nervenfaden vom Hauptstamm weg, der im lockeren Füllgewebe an der ulnaren Seite des Lig. pisohamatum in die Tiefe zog, wo er zwischen diesem und dem Lig. pisometacarpicum verschwand. Diese Struktur ist in Abb. 4 ebenfalls miteingezeichnet worden.

An einem weiteren Präparat ließ sich schließlich noch von dem zum M. opponens digiti V ziehenden Zweig ein feiner Faden darstellen, der in der Tiefe neben dem Hamulus ossis hamati auf dem Lig. hamatometacarpicum endete.

In der Tiefe der Hohlhand entspringen nun teils von den Ästen, welche die Mm. interossei versorgen, teils von denen, die zu den Mm. lumbricales ziehen, oder auch direkt aus dem R. profundus jene Rr. articulares, die auf den Zwischenknochenmuskeln verlaufen und von proximal die Fingergrundgelenke II bis V versorgen. Von diesen Gelenkästen soll weiter unten noch die Rede sein.

Auch zum Grundgelenk des Daumens entsendet der R. profundus ni. ulnaris ein analoges Gelenkästchen. Es zweigt sich von dem Muskelast des Caput profundum mi. flexoris pollicis brevis, vor Eintritt in den Muskel, ab und umläuft an der ulnaren Seite den Bauch des Muskels nach volar. Hier tritt es dann zwischen dem Caput profundum des kurzen und der Sehne des langen Beugers in die Tiefe, verbindet sich mit einem Ästchen aus dem N. digitalis proprius radialis I und erreicht schließlich zwischen den beiden Köpfen des kurzen Beugers die Kapsel am Capitulum ossis metacarpalis I.

Von den Zweigen, die zu den Mm. interossei gehen, entspringen außerdem stärkere Ästchen, die sich in einem Bogen nach proximal und allmählich nach dorsal wenden. Je eines von ihnen tritt in Gemeinschaft mit den Rr. perforantes des tiefen Hohlhand-Gefäß-Bogens kurz vor den Articulationes intermetacarpicae durch die Zwischenknochenmuskeln nach dorsal. Auf diesem Wege geben sie mehrere kurze Fasern an die benachbarte Kapsel ab. Während für die Zwischenknochenräume II bis IV nur je ein perforierendes Nervenästchen vorhanden ist, findet sich im ersten Zwischenknochenraum meist noch ein 2. Ästchen, das etwas weiter distal den ulnaren Kopf des M. interossalis dorsalis I durchbricht. Das proximale Ästchen schlingt sich mit Abgabe eines Periost- sowie eines stärkeren Kapselfadens um die Basis des Os metacarpale II herum und anastomosiert, ebenso wie das distale Ästchen, mit den Gelenknerven im Bereich des Handrückens (Abb. 3). Auch die 3 übrigen Rr. perforantes anastomosieren im Bereich des Dorsum manus mit Gelenknerven, und zwar mit den Endverzweigungen des N. interosseus dorsalis, wie bereits oben beschrieben.

Schließlich zweigen sich vom R. profundus ni ulnaris feinere Gelenknerven ab, die entweder in dem lockeren Füllgewebe über den Gefäßen oder zwischen den letzteren bogenförmig nach proximal verlaufen, um in den Bandapparat über den Basen der Mittelhandknochen zu verschwinden. Ein zum Hamulus ossis hamati aufsteigendes Fädchen ging an einem Präparat rückläufig eine Anastomose mit dem perforierenden Ästchen des 4. Zwischenknochenraumes ein.

Die Gelenkäste des R. dorsalis manus ni. ulnaris und des N. cutaneus antebrachii ulnaris. Die vom R. dorsalis manus ni. ulnaris abgehenden Rr. articulares versorgen im wesentlichen die ulnare Seite des Carpus. Sie anastomosieren z. T. untereinander sowie mit Ästen des N. interosseus dorsalis und des N. cutaneus antebrachii ulnaris. Der erste Gelenkast des R. dorsalis manus ni. ulnaris geht etwa in Höhe des Capitulum ulnae ab, zieht durch das Lig. carpi volare hindurch und verteilt sich mit sehr feinen Fasern über der volaren Kapsel zwischen Os triquetrum und Ulna. Er kann, wie in Abb. 4 dargestellt, auch durch einen Ast des N. cutaneus antebrachii ulnaris vertreten sein und verbindet sich dann mittels eines nach dorso-distal verlaufenden Fadens mit dem nächstfolgenden Gelenkast des R. dorsalis ni. ulnaris. Dieser entspringt etwa in Höhe des Proc. styloideus ulnae und erreicht volar von der Sehne des M. extensor carpi ulnaris den ulnaren Teil des Carpus. Hier teilt er sich in 2 Ästchen. Das eine ist etwas rückläufig, verzweigt sich auf der Außenseite des Os triquetrum und geht die eben erwähnte Anastomose ein; das andere verteilt sich etwas seitlich vor der Basis des V. Strahles und anastomosiert unter der genannten Muskelsehne mit den Gelenkfäden des N. interosseus dorsalis. Aus dieser Verbindung löst sich dann ein feiner Faden, der auf der Basis des Os metacarpale V herabläuft. Nach einer Teilung verbindet er sich mit dem R. perforans des anliegenden Zwischenknochenraumes und außerdem mit einem Periostast des R. dorsalis manus ni. ulnaris, knapp distal vom Ansatz des M. extensor carpi ulnaris (Abb. 3).

Am ulnaren Rand dieses Muskelansatzes verteilt sich schließlich ein weiterer Gelenkast, der einen Faden zur Volarseite des Karpometakarpalgelenkes V schickt (Abb. 4).

An einem anderen Präparat fand sich schließlich noch ein zur Ulnarseite des Os pisiforme ziehendes Ästchen, welches auch zur proximalen Fläche desselben einen dünnen Faden abgab.

Der Gelenkast des N. cutaneus antebrachii dorsalis. Der zum distalen Ellenende verlaufende Zweig dieses Hautnerven verbindet sich kurz vorher durch eine Queranastomose mit dem R. superficialis ni. radialis. Über dem Capitulum ulnae gibt er dann einen etwa 2 cm langen Ast ab, der in das Lig. carpi dorsale eindringt und sich dabei in 2 Fäden teilt. Sie ziehen an der radialen Seite der Sehnenführung des M. extensor carpi ulnaris in die Tiefe, verteilen sich im Bandapparat und anastomosieren mit einem rückläufigen Gelenkast des N. interosseus dorsalis (Abb. 3).

3. Die Innervation der Fingergelenke

Volarseite der Grundgelenke: Die Gelenkäste des R. profundus ni. ulnaris ziehen auf der Volarfläche der Zwischenknochenmuskeln nach distal und nehmen allmählich, sich etwas tiefer einsenkend, ihren Verlauf über der Längsachse der Mittelhandknochen. Proximal des Gelenkes teilen sie sich büschelförmig zur Innervation

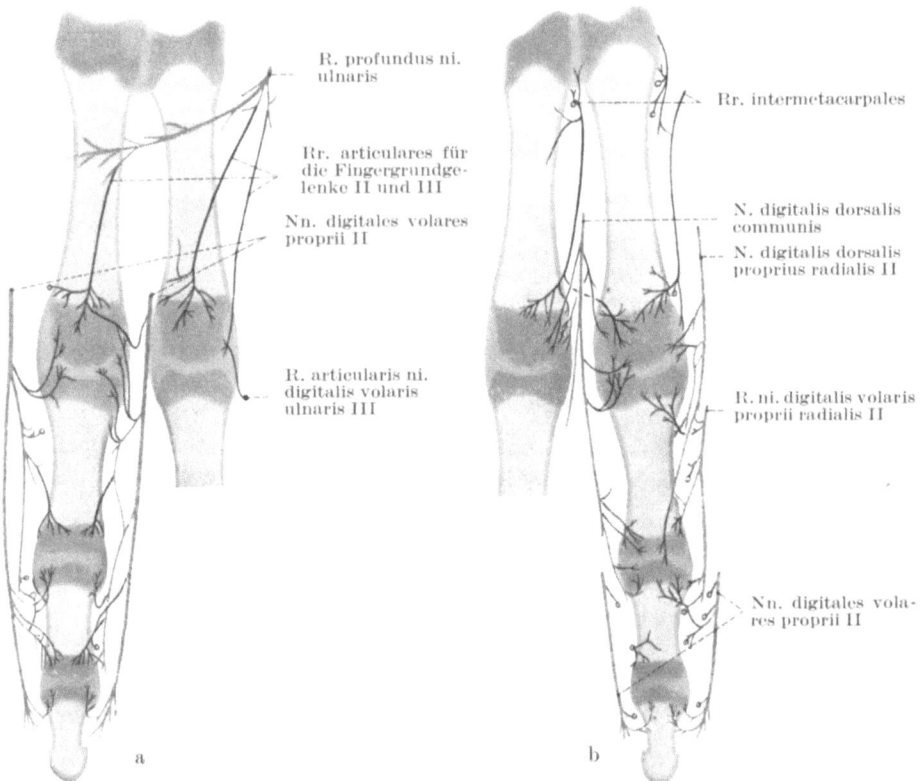

Abb. 5. Die Innervation der Fingergelenke von volar (a) und dorsal (b), demonstriert am re. Zeigefinger. (Aus A. WILHELM: Z. Anat. *120*, 331 (1958).) Nn. digitales proprii volares et dorsales seitwärts abgezogen.

der Kapsel auf. Die mittleren Fasern lassen sich bis in den Fibrocartilago volaris hinein verfolgen und weisen manchmal eine Anastomose mit einem rückläufigen Gelenkast des N. digitalis volaris proprius auf (Abb. 5). Diese Anastomose kann auch einmal durch ein isoliertes Ästchen des tiefen Ulnarisastes gebildet werden, wie dies am Mittelfingergrundgelenk der Abb. 5 zu erkennen ist. Sie liegt in Höhe des Gelenkspaltes und versorgt von seitlich den Fibrocartilago volaris. Die seitlichen Fasern der aus dem R. profundus ni. ulnaris entspringenden Gelenknerven versorgen auch die Kollateralbänder und mit rückläufigen Fasern mitunter auch das gelenknahe

Periost sowie die Mm. interossei. Als Besonderheit sei eine Anastomose an der Radialseite des Zeigefingergelenkes mit dem an der Dorsalseite eintretenden Gelenkast des 1. Intermetakarpalnerven erwähnt (Abb. 5).

Ansonsten werden die Langfingergrundgelenke auf der Volarseite ausschließlich von rückläufigen Ästen der Nn. digitales volares proprii versorgt. Sie entspringen meist von dem relativ starken Zweig, der sich im Grundgliedbereich nach dorsal begibt, selten einmal etwas weiter proximal direkt aus dem Hauptstamm. Einen derartigen Ursprung zeigt Abb. 5; der Nervenast verbindet sich an der Ulnarseite des Gelenkes mit dem vom R. profundus ni. ulnaris entstammenden Gelenkzweig. Im Durchschnitt sieht man beiderseits je 2 rückläufige Gelenkäste, meist isoliert, manchmal aber auch mit einem gemeinsamen Stämmchen entspringen. Ausnahmsweise wurden auch einmal 4 rückläufige Gelenkäste beobachtet, wie die Ulnarseite des abgebildeten Präparates zeigt.

Die rückläufigen Gelenkäste ziehen seitlich am Lig. vaginale herab und treten meist über der Grundgliedbasis bzw. in Höhe des Gelenkspaltes an den Bandapparat heran. Nach Entfernung der Beugesehnen können sie dann nach innen und nach proximal bis in Höhe der Mittelhandköpfchen verfolgt werden. Auch versorgen sie in Übereinstimmung mit RÜDINGER das Lig. vaginale und geben häufig in die Ligg. capitulorum transversa eintretende Fäden ab. Das Verhalten der besprochenen Gelenknerven zu den Aa. digitales volares ist verschieden. Häufig liegt das Gefäß außen dem Nerven an, manchmal kann man aber auch das umgekehrte Verhalten antreffen. In diesem Fall umläuft der Gelenkast das Gefäß, um dorsal von ihm in die Kapsel einzutreten.

Volarseite der Mittelgelenke: In etwas wechselnder Höhe zu Beginn der distalen Grundgliedhälfte sieht man z. T. direkt aus den Nn. digitales volares, häufiger aber von dem zum Fingerrücken ziehenden Stamm die vorläufigen (von proximal kommenden) Gelenkäste wegtreten. Meist ist es je 1 Zweig auf jeder Seite; in 2 Fällen fanden sich 2 getrennt entspringende Ästchen. Auch einen gemeinsamen Ursprung mit einem rückläufigen Ast für das Grundgelenk kann man beobachten (Abb. 5).

Die vorläufigen Gelenkäste ziehen zur Anheftungsstelle der Sehnenscheide und perforieren sie an der Stelle, wo sich die Trochlea abzuheben beginnt. Sie versorgen mit mehreren kurzen Fäden den Fibrocartilago volaris und den anschließenden seitlichen Kapselabschnitt.

Auch das Mittelgelenk wird rückläufig nervös versorgt. Die Präparation der hierfür in Frage kommenden Gelenkäste ist wesentlich schwieriger als am Grundgelenk. Sie sind außerdem viel kürzer und dünner als die vorläufigen Äste am gleichen Gelenk (Abb. 5). Ihre präparatorische Darstellung gelang daher auch nicht stets auf beiden Seiten der untersuchten Gelenke. Der Ursprung ist wiederum wechselnd. Auch sie ziehen seitlich an der Beugesehnenscheide herab und enden etwas weiter dorsal als die vorläufigen Gelenkäste in Höhe der Mittelgliedbasis. Sie scheinen vorwiegend die Kollateralbänder zu versorgen. In einem Fall wurden an einer Seite 2 rückläufige Gelenkäste gefunden, die untereinander sowie mit dorsalen Gelenkzweigen anastomosierten (Abb. 5).

Volarseite der Endgelenke: Die Innervation dieser Gelenke von proximal her entspricht praktisch den bei den Mittelgelenken geschilderten Verhältnissen. Dabei stellen 2 vorläufige Äste auf einer Gelenkseite ebenfalls eine Seltenheit dar (Abb. 5).

Die Gelenknerven sind hier entsprechend kürzer und versorgen die Kapsel nicht nur von volar und lateral, sondern scheinen das Gelenk auch noch auf der Dorsalseite zu erreichen. Entsprechende Fasern ließen sich mit Sicherheit nachweisen, z. B. an der Ulnarseite des abgebildeten Fingers. Schließlich konnte noch an einem Kleinfinger ein dünner Faden eines vorläufigen Gelenkastes dargestellt werden, der am Boden des Beugesehnenkanals nach proximal zur Innervation der Mittelgelenkkapsel verlief. Von distal her werden die Endgelenke ebenfalls innerviert. Die Gelenkäste gehen von einem der Endzweige der volaren Fingernerven ab und versorgen die Kapsel in Höhe der Endgliedbasis, seitlich vom Fibrocartilago volaris (Abb. 5).

Die Innervationsverhältnisse an der Volarseite des Daumens unterscheiden sich von denen der Langfinger lediglich dadurch, daß das Grundgelenk beiderseits von einem längeren vorläufigen Ast der volaren Nerven versorgt wird. Die Gelenkäste ziehen zu beiden Seiten der langen Beugesehne in die Tiefe und treten in der Nähe der Sesambeine in die Gelenkkapsel ein. Dabei kann der radiale Ast, wie bereits beschrieben, mit einem feinen Gelenkfaden des R. profundus ni. ulnaris anastomosieren (Abb. 4).

Dorsalseite der Grundgelenke: Bei der Beschreibung der Gelenkäste des R. superficialis ni. radialis und des N. interosseus dorsalis ist die nervöse Versorgung der Grundgelenke durch die Rr. intermetacarpales bereits erwähnt worden. Das Verhalten dieser Nerven ist recht konstant, zumindest im II. bis IV. Zwischenknochenraum (Abb. 3 u. 5).

Weitere vorläufige Gelenknerven entstammen den Nn. digitales. Meist sind es ein oder zwei Äste, die zum Großteil bereits aus den Nn. digitales dorsales communes entspringen und seitlich von der Strecksehne zur Dorsalaponeurose verlaufen. Hier verteilen sie sich, wobei einzelne oder auch mehrere Fäden in Richtung zur Kapsel verfolgt werden können. Da die Streckaponeurose mit der Kapsel der Fingergelenke jedoch eine funktionelle Einheit bildet, muß man diese Nerven wohl alle als Gelenkäste ansehen.

Die Grundgelenke werden auch auf der Dorsalseite rückläufig von Nerven versorgt, die sich entweder von den dorsalen Fingernerven oder von Ästen der Nn. digitales volares proprii ableiten. Sie ziehen zur Dorsalaponeurose, durchsetzen diese (Abb. 5, Ulnarseite) oder treten von lateral unter sie (Radialseite der Abb.) und erreichen, auf der dorsolateralen Seite des Grundgliedes verlaufend, den distalen Kapselbezirk. Dabei wird auch das gelenknahe Periost versorgt.

Dorsalseite der Mittelgelenke: Die Nn. digitales dorsales proprii entsenden proximal des Gelenkes ebenfalls Fasern, die auf dem Sehnenhäubchen als Rr. articulares enden. Weitere Gelenkäste erreichen von proximal her die Kapsel und Seitenbänder, indem sie unter die Streckaponeurose treten. Sie entstammen den dorsalen oder volaren Fingernerven. Auch finden sich hier wiederum rückläufige Gelenknerven, die sich im Prinzip wie jene am Grundgelenk verhalten (Abb. 5).

Dorsalseite der Endgelenke: Vorläufige Gelenkäste der dorsalen Fingernerven konnten hier präparatorisch nicht nachgewiesen werden. Höchstwahrscheinlich versorgen aber die volaren Gelenkäste, wie eben erwähnt, zu einem gewissen Teil auch die Dorsalseite (Abb. 5). Rückläufige Gelenkäste entstammen einem stärkeren Zweig des N. digitalis volaris proprius, der sich unter dem Nagelbett verzweigt. Sie ziehen, beiderseits in der Einzahl, nach proximal und lassen sich makroskopisch sicher bis zur Kapselgrenze verfolgen (Abb. 5).

Die Innervationsverhältnisse an der Dorsalseite der Fingergelenke sind somit weniger konstant als an der Volarseite. Trotzdem kann aber mit RÜDINGER das Prinzip der dorsalen Gelenkinnervation, wie es in Abb. 5 für den Zeigefinger dargestellt wurde, auch auf die übrigen Finger übertragen werden. Dies trifft insbesondere auch für die beiden Daumengelenke zu.

C. Klinische Untersuchungen

Material und Methode

Die geschilderten anatomischen Präparationsergebnisse bildeten die Grundlage für eine Reihe von Untersuchungen über die Möglichkeiten einer gezielten Schmerzausschaltung bei verschiedenen Krankheitszuständen im Bereich der Handwurzel und bestimmter Fingergelenke. Dabei galt es zunächst den Nachweis zu erbringen, daß die zentripetale Schmerzleitung tatsächlich über die makroskopisch dargestellten Gelenknerven erfolgt. Dies geschah in Form gezielter Novocainblockaden, wobei vor Beginn der Injektionen die Ausdehnung des Schmerzfeldes am Handgelenk festgelegt wurde. Durch genaue Registrierung der nach den einzelnen Injektionen ausfallenden Schmerzbezirke konnten gleichzeitig auch von klinischer Seite Rückschlüsse auf das Innervationsgebiet der einzelnen Gelenknerven gezogen und damit die makroskopischen Befunde bestätigt bzw. ergänzt werden.

Hauptziel und Zweck dieser Untersuchungen war jedoch die Erarbeitung von Grundlagen für eine auf operativem Wege vorzunehmende Schmerzausschaltung in Form einer gezielten Denervation. Die durchgeführten Novocainblockaden stellen demnach Testausschaltungen dar, vergleichbar denen, die im Rahmen der Chirurgie des vegetativen Nervensystems geübt werden, wie z. B. die paravertebrale Blockade vor Durchführung einer lumbalen Sympathektomie. Vorliegende Untersuchungen (siehe Kasuistik) erstrecken sich insgesamt auf

a) 14 Lunatummalacien der verschiedensten Stadien,
  6 Lunatumcysten,
  1 Lunatumluxationsfraktur,
b) 19 Navicularepseudarthrosen mit meist erheblicher Arthrosis deformans,
  2 Restzustände nach Navicularefraktur und
c) 4 traumatisch geschädigte Langfingermittelgelenke.

Die Testausschaltungen wurden dabei in allen Fällen der Untersuchungsgruppen a und b vorgenommen. Bei Gruppe c waren sie wegen der besonderen lokalen Verhältnisse nicht möglich. Bei Eintritt völliger Schmerzfreiheit wurde dann dem Pat. bei Vorliegen einer entsprechenden Indikation eine operative Denervation vorgeschlagen. Die Durchführung dieses Eingriffes war bisher bei insgesamt 25 Gelenken möglich; und zwar bei 5 Lunatummalacien, je 1 Lunatumcyste und -luxationsfraktur, bei 14 schmerzhaften Arthrosen nach Kahnbeinverletzung und 4 traumatisch geschädigten Langfingermittelgelenken. Bei den Kahnbeinpseudarthrosen wurden gleichzeitig 2 zentrale Spanbolzungen und je 1 Mattiplastik sowie Dekompression des N. medianus vorgenommen. Eine weitere Medianusfreilegung war bei einer Lunatummalacie erforderlich.

Vor Durchführung der Testausschaltungen bzw. operativen Eingriffe erfolgte eine genaue Befragung und Untersuchung der Patienten nach folgenden Gesichtspunkten:

1. Anamnestische Angaben.
2. Art und Ausmaß der subjektiven Beschwerden.
3. Lokalbefund: Inspektionsbefund, Palpationsbefund, funktioneller Befund, neurologischer Befund.
4. Art und Ausmaß der röntgenologisch feststellbaren Veränderungen.
5. Ausdehnung des durch Palpation und Erhebung des funktionellen Befundes feststellbaren Schmerzfeldes.

Daran schließen sich die Ergebnisse der Testausschaltungen und die postoperativen Befundkontrollen an (Untersuchungsergebnisse siehe Kasuistik).

1. Technik der Testausschaltung

Mittels Palpation und Überprüfung der Funktion der einzelnen Gelenkabschnitte nach den hierfür bekannten Richtlinien wird zunächst festgestellt, welche Abschnitte der Handwurzel von dem schmerzhaften

Prozeß befallen sind. Dieses sogenannte Schmerzfeld wird dann unter genauer Beachtung der topographischen Relationen auf das Handwurzelskelett—Nerven-Schema (Abb. 6 u. 7) übertragen. Auf diese Weise kann man bereits in etwa die für die Schmerzausschaltung in Frage kommenden Gelenknerven erkennen. Auch ergibt sich ohne weiteres, welche Nerven zusätzlich für die Testung von Bedeutung sein könnten, falls der erste Injektionsversuch nicht ausreichend gewesen sein sollte. Welche Nervenbahnen für die Schmerzleitung nun letztlich in Betracht kommen, ergibt sich an Hand der Registrierung der nach den einzelnen Injektionen schmerzfrei werdenden Bezirke.

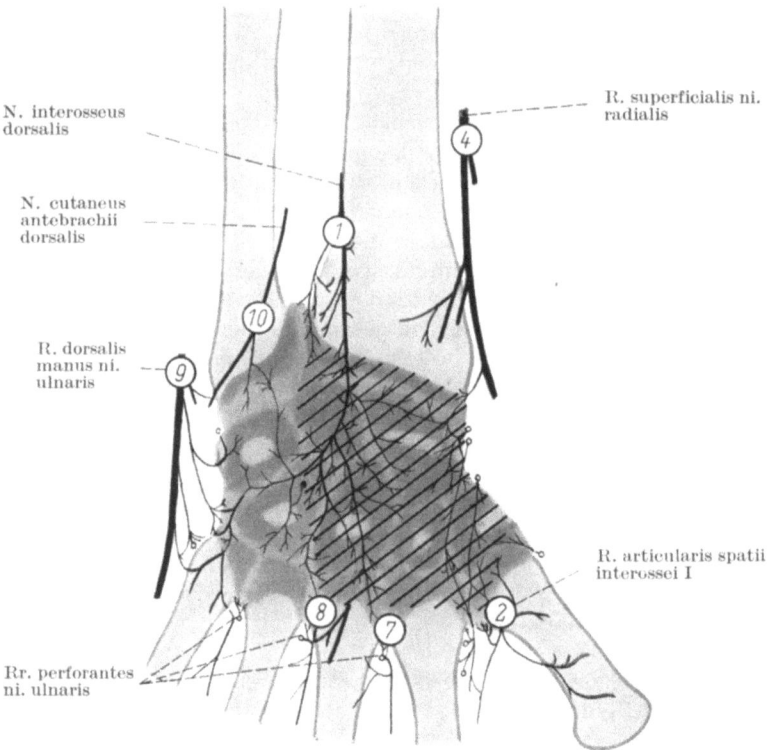

Abb. 6. Zur Technik der Testausschaltung bei schmerzhaften Erkrankungen der Handwurzel; Ansicht von dorsal. Die Zahlen orientieren über Injektionsort und Reihenfolge der Injektionen. Schraffiert: Beispiel eines Schmerzfeldes bei einer Navicularepseudarthrose mit Arthrosis deformans (Erläuterung im Text).

Die Injektionen wurden am sitzenden Patienten vorgenommen, und zwar unter Verwendung von 1%igem Novocain und möglichst feinen Kanülen (12—14). Die Desinfektion der Haut erfolgte mit Dibromol.

Die Injektionsstellen zur Ausschaltung der in Frage kommenden Nervenbahnen sind auf den Abb. 6 u. 7 eingezeichnet. Die beistehenden Zahlen orientieren über die zweckmäßigste Reihenfolge der Injektionen.

Die gleichen Zahlen kennzeichnen in der weiter unten folgenden Kasuistik auch die für den jeweiligen Test erforderlichen Injektionsstellen sowie die operativ ausgeschalteten Nervenbahnen.

Technik der Injektionen im einzelnen *(Abb. 6 und 7)*

1. Blockade des N. interosseus dorsalis: Einstich dorsomedian, etwa 3 cm proximal der Handwurzel. Einführen der Nadel bis auf den Radius und Setzen eines Novocaindepots von etwa 1 ccm.

2. Blockade des R. art. spatii interossei I: Einstich dorsal über dem 1. Intermetakarpalgelenk. Subcutanes Novocaindepot von 0,5 ccm am ulnaren Rand der meist

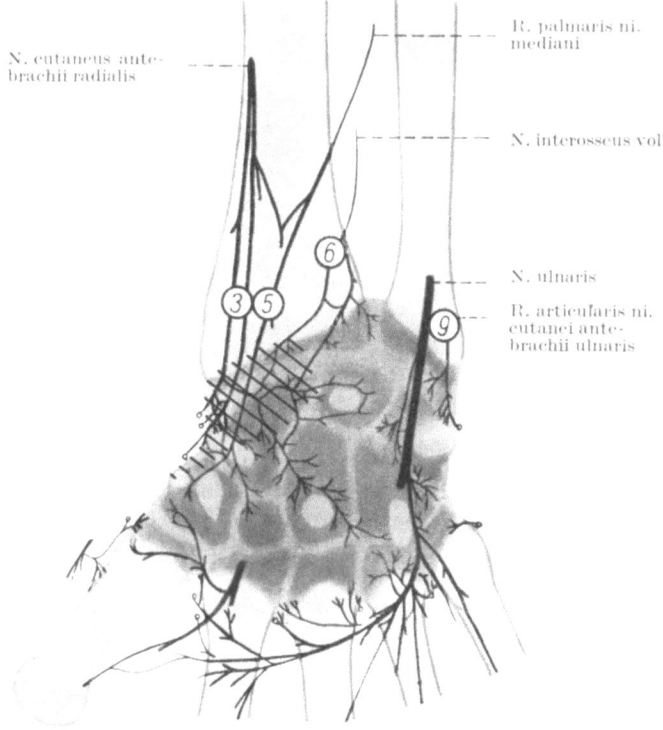

Abb. 7. Zur Technik der Testausschaltung bei schmerzhaften Erkrankungen der Handwurzel; Ansicht von volar. Die Zahlen orientieren über Injektionsort und Reihenfolge der Injektionen. Schraffiert: Beispiel eines Schmerzfeldes bei einer Navicularepseudarthrose mit Arthrosis deformans (Erläuterung im Text).

deutlich sichtbaren V. intermetacarpalis I. Dieser Gelenknerv muß auf alle Fälle stets vor der Anaesthesie des R. superficialis ni. radialis ausgeschaltet werden, da er sonst der Prüfung entgeht. Zur Blockade der Rr. perforantes ni. ulnaris im 1. Zwischenknochenraum, wie z. B. bei einer Arthrosis deformans im 1. Intermetakarpalgelenk, muß die Injektionsnadel entlang der A. radialis vor das Gelenk eingeführt werden. Nach Aspiration wird dann ein kleines Novocaindepot gesetzt.

3. Blockade der Rr. articulares ni. cut. antebrachii radialis: Einstich etwa 3 cm oberhalb der Handwurzel, direkt über der A. radialis und Setzen eines paravasalen Depots von 1 ccm Novocain.

4. *Blockade des R. superficialis ni. radialis:* Sie erfolgt durch eine quer angelegte subcutane Infiltration, ausgehend vom letztgenannten Injektionsort (*3*). Hierfür sind durchschnittlich 3 bis 5 ccm Novocain erforderlich.

5. *Blockade des R. palmaris ni. mediani bzw. N. cutaneus antebrachii radialis (Variation):* Hierzu ist eine subcutane Infiltration der Weichteile zwischen der A. radialis und der Sehne des M. palmaris longus, etwa 1 cm proximal des Tuberculum ossis navicularis, notwendig, wobei die Einstichstelle *3* ebenfalls Verwendung finden kann.

6. *Blockade des N. interosseus volaris:* Einstich ventromedian, etwa 3 cm oberhalb der distalen Handgelenksbeugefalte, am ulnaren Rand der Sehne des M. palmaris longus. Einführen der Nadel bis auf die Ventralseite des distalen Radiusabschnittes und Setzen eines Depots von 1 bis 2 ccm Novocain.

7. *und 8. Blockade der Rr. perforantes II et III:* Einstich dorsal über den entsprechenden Intermetakarpalgelenken und Setzen eines Depots von je 0,5 ccm Novocain direkt über diesen.

9. *Blockade des R. dorsalis manus ni. ulnaris einschließlich des R. art. ni. cutanei antebrachii ulnaris (Variation):* Einstich an der Ulnarseite des Proc. styl. ulnae und ausgiebige Infiltration bis zum Knochen und Gelenkbereich.

10. *Blockade des N. cutaneus antebrachii dorsalis:* Einstich dorsal über die Basis des Proc. styl. ulnae und subcutane Infiltration in querer Richtung (2 ccm). Gegebenenfalls kann die Infiltration auch von der vorher genannten Einstichstelle (*9*) aus erfolgen.

2. Die Denervation der Handwurzel

Unter der Annahme, daß für die Denervation allein die Durchtrennung der auf Grund der Novocainblockaden für die Schmerzausschaltung in Frage kommenden Nervenbahnen genüge, wurde bei der Aufstellung des Operationsplanes zunächst lediglich das Ergebnis der Testausschaltung berücksichtigt. Da dieses aber weitgehend von der konzentrierten Mitarbeit des Patienten abhängt und somit letzten Endes einer gewissen Subjektivität nicht entbehrt, sind wir im Laufe der Zeit dazu übergegangen, nicht nur die durch Test gesicherten Nervenbahnen, sondern darüber hinaus auch noch die auf Grund der Ausdehnung des Schmerzfeldes und unter Umständen auch des Röntgenbefundes möglicherweise für die Schmerzleitung in Betracht kommenden Gelenknerven auszuschalten. Für die Denervation einer schmerzhaften Arthrose, wie sie im Gefolge einer Lunatummalacie oder einer Navicularepseudarthrose auftritt, ergab sich ferner als grundlegender Eingriff die Durchtrennung des N. interosseus dorsalis, des R. articularis spatii interossei I, der Rr. articulares ni. cutanei antebrachii radialis et ri. superficialis ni. radialis sowie des N. interosseus volaris (*1, 2, 3, 4* u. *6* der Abb. 6 u. 7). Dieser gleichsam als *Standardverfahren der Handwurzeldenervation* zu nennende Eingriff soll zunächst besprochen werden. Er ist in der Praxis je nach der Ausdehnung des Schmerzfeldes noch durch die Durchtrennung der über die Intermetacarpalgelenke I, II und III hinwegziehenden Nervenfasern, der vom R. dorsalis ni. ulnaris stammenden Gelenknerven sowie der Endäste des N. cutaneus antebrachii dorsalis zu ergänzen (Abb. 3).

Technik der Handwurzeldenervation

Der Eingriff wird routinemäßig in Plexusanästhesie und Oberarmblutleere durchgeführt. Letztere ist für das Gelingen der Operation absolute Voraussetzung.

Wir beginnen mit einem 2 bis 3 cm langen Querschnitt dorsomedian etwa 3 cm proximal der Handwurzel (Abb. 8a) und stellen uns zunächst die oberflächliche Fascie dar. Sie wird im radialen Bereich der Wunde

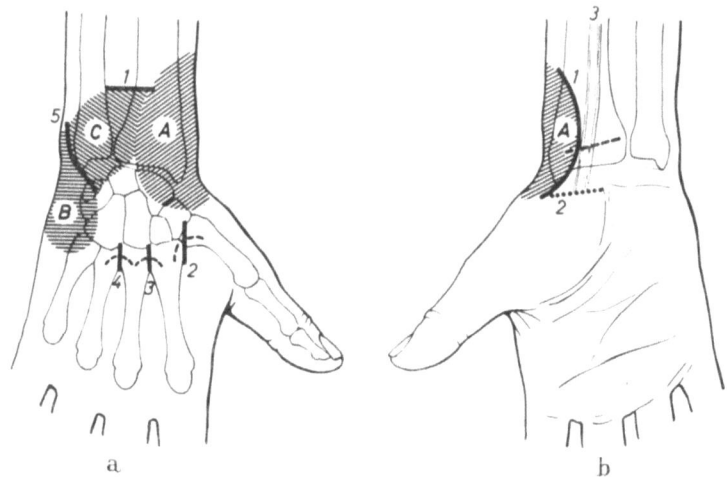

Abb. 8. Schnittführung zur Denervation der rechten Handwurzel a: Ansicht von dorsal. Schnittführung zur Unterbrechung des N. interosseus dorsalis *(1)*, des 1. Intermetakarpalnerven *(2)*, der Rr. perforantes ni. ulnaris im 1., 2. und 3. Intermetacarpalraum *(2, 3, 4)* und der Gelenkäste des R. dorsalis manus ni. ulnaris und N. cut. antebrachii dorsalis *(5)*. Gestrichelt: Schnittführung direkt über den Basen der Mittelhandknochen zur Unterbrechung der Rr. perforantes ni. ulnaris I, II und III. Schraffiert: Ausdehnung des epifaszial abzulösenden Haut-Subcutis-Mantels zur Ausschaltung der Gelenknerven des R. superficialis ni. radialis *(A,* li. u. re. Abb.), des R. dorsalis manus ni. ulnaris *(B)* und des N. cut. antebrachii dorsalis *(C)*. b: Ansicht von volar. Schnittführung zur Unterbrechung der Gelenkäste des R. superficialis ni. radialis *(1)* und des R. palmaris ni. mediani *(2,* punktiert*)*. Gestrichelt: Schnittführung direkt über dem Radius zur Unterbrechung des N. interosseus volaris (nähere Erläuterung im Text).

zwischen den Sehnen der Mm. ext. digitorum communis et pollicis longus einerseits und den Sehnen der Mm. ext. carpi radiales longus et brevis bzw. dem Muskelbauch des Abductor pollicis longus andererseits inzidiert. Zwischen den beiden Muskelgruppen gelangt man direkt auf den hier freiliegenden Radiusabschnitt, der sich palpatorisch an einer Crista leicht erkennen läßt. Durch Einsetzen eines Langenbeck-Hakens, der die Langfingerstrecksehnen einschließlich der langen Daumenstrecksehne hochhebt und ulnarwärts verzieht, wird die Sicht über den von diesen Muskeln bedeckten Radiusabschnitt und die anschließende Membrana interossea freigegeben. Man erkennt dann genau in der Medianen den in Längsrichtung verlaufenden und dem Knochen aufliegenden N. interosseus dorsalis und in seiner unmittelbaren Nachbarschaft die Rr. perforantes vasorum interosseorum volarium (Abb. 9 u. 10). Der Nerv wird nun möglichst weit nach proximal freipräpariert und hier durchtrennt, um auch den an seiner Ulnarseite zum distalen Radioulnargelenk abtretenden Gelenkast mitzuerfassen. Das Aufsuchen des bis zu bleistiftminendicken Nerven ist meist sehr einfach, auch läßt er sich ohne weiteres auf Grund seines Aussehens und der Elastizität von den begleitenden Gefäßen unterscheiden. Lediglich bei adipösen Patienten kann seine Darstellung durch die Einbettung in Fettgewebe etwas er-

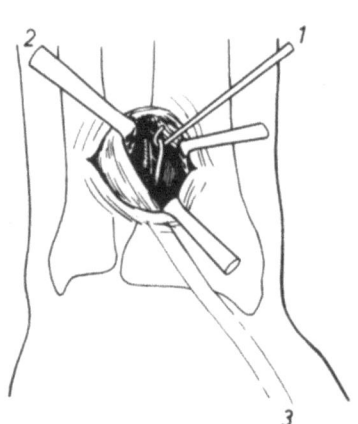
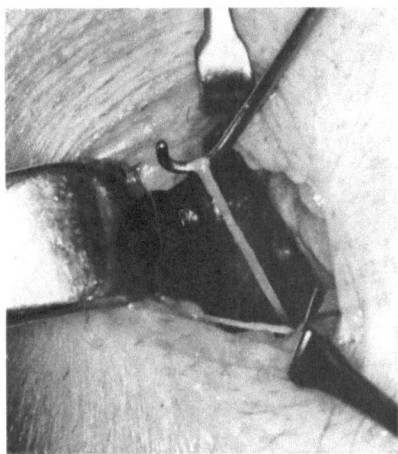

Abb. 9. Darstellung des rechten N. interosseus dorsalis; mit Nervenhäkchen gefaßt *(1)*. Die Langfingerstrecksehnen und die lange Daumenstrecksehne *(3)* müssen hierzu ulnarwärts verzogen werden *(2)*. In der Tiefe erkennt man die Rr. perforantes der Vasa interossea volaria.
Abb. 10. Operationssitus mit Darstellung des N. interosseus dorsalis, der Abb. 9 entsprechend.

schwert sein. Auch kann es vorkommen, daß bei zu tiefem Einsetzen des Langenbeck-Hakens der Nerv versehentlich mitgenommen wird und auf diese Weise zunächst nicht erreichbar scheint. Nach Durchtrennen des Nerven beenden 2 bis 3 Hautnähte den ersten Operationsakt.

Zur Darstellung des R. articularis spatii interossei I ist ein knapp 2 cm langer, längsverlaufender Hautschnitt dorsal über dem 1. Intermetakarpalgelenk erforderlich (Abb. 8). Anatomisches Leitgebilde ist die gut erkennbare erste Intermetakarpalvene, an deren Ulnarseite man den in der Subcutis zum Daumen und Zeigefinger führenden Radialisast (N. dig. dorsalis communis I) findet. Von diesem Nerven oder von einem seiner Hauptzweige geht entweder in Höhe der im proximalen Wundwinkel vorbeiziehenden Sehne des langen Daumenstreckers oder etwas distal hiervon der 1. Intermetakarpalnerv ab (Abb. 11 u. 12). Er ist relativ fein und tritt meist in Begleitung eines Astes der genannten Vene über dem distalen Rand des Intermetakarpolgelenkes durch die oberflächliche Fascie in die Tiefe, wo er sich in unmittelbarer Nachbarschaft der A. radialis reichlich verzweigt und mit perforierenden Endästen des tiefen Ulnarisastes verbindet. Nach genauer Identifizierung wird der 1. Intermetakarpalnerv durchtrennt und der distale Nervenstumpf exhairiert. Anschließend erfolgt die Hautnaht, falls nicht ein weiteres operatives Vorgehen zwecks Ausschaltung der im 1. Intermetakarpalraum vorhandenen Rr. perforantes ni. ulnaris (vgl. Abschnitt Injektionstechnik) erforderlich ist. Hierzu müßte noch die A. radialis nach Incision der oberflächlichen Fascie völlig isoliert und das in ihrer

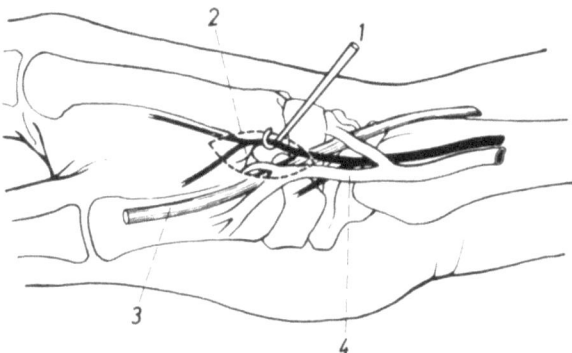

Abb. 11. Darstellung des N. digitalis dorsalis communis I *(1)* mit dem R. articularis spatii interossei I *(2)* an der re. Hand. *3* Sehne des M. ext. pollicis longus. *4* V. intermetacarpalis I. Wundränder gestrichelt.

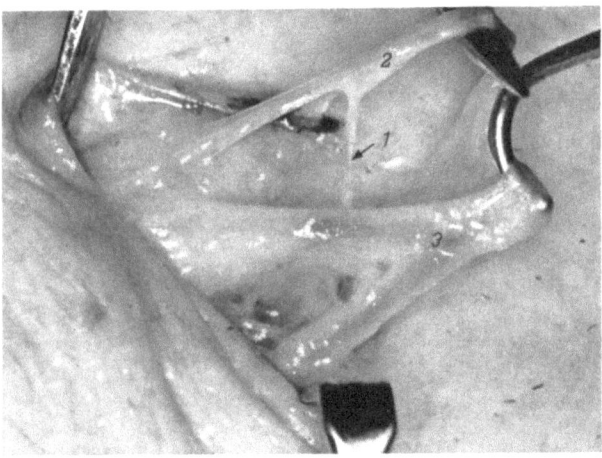

Abb. 12. Operationssitus mit Darstellung des R. articularis spatii interossei I *(1)*, der Abb. 11 entsprechend. *2* N. digitalis dorsalis communis I. *3* V. intermetacarpalis I.

Nachbarschaft gelegene Füllgewebe bis auf die Basen des 1. und 2. Metacarpale durchtrennt werden (Abb. 8), am besten mit dem Elektrokauter. Diese operative Weiterung entspricht dem weiter unten noch zu schildernden operativen Vorgehen im Bereich des 2. und 3. Intermetakarpalgelenkes zur Ausschaltung der hier vorhandenen perforierenden Ulnarisäste (Abb. 3 u. 8) und sollte speziell dann vorgenommen werden, wenn direkt über dem 1. Intermetakarpalgelenk ein Druckschmerz nachweisbar ist.

Für die Unterbrechung der vom R. superficialis ni. radialis, N. cutaneus antebrachii radialis und N. interosseus volaris stammenden Gelenknerven (Punkt *3, 4* u. *6* der Abb. 6 u. 7) genügt eine längsverlaufende, bogenförmige Incision über der Ventralseite des distalen Speichenendes. Die genaue Schnittführung ist aus Abb. 8b ersichtlich. Sie verläuft ulnarkonvex, tangiert die Sehne des M. flexor carpi radialis und weist eine Sehnenlänge von 3 bis 4 Querfinger auf. Um eine Verletzung der einzelnen Hautzweige des oberflächlichen Radialisastes zu vermeiden, ist es zweckmäßig, nur die Haut scharf zu durchtrennen und die weitere Präparation mit einer feinen Schere vorzunehmen. Es erfolgt zunächst die Darstellung der oberflächlichen Fascie und des anschließenden Lig. carpi volare.

Die Durchtrennung der Gelenkäste des N. cutaneus antebrachii radialis gestaltet sich sehr einfach. Es braucht hierzu nach ausgedehnter Längsincision der Fascie nur die A. radialis völlig isoliert und das zu beiden Seiten und dorsal des Gefäßes verbleibende Füllgewebe einschließlich der Begleitvenen ligiert und durchtrennt zu werden, wie in Abb. 15 dargestellt. Die Abb. 13 u. 14 hingegen zeigen die präparatorische Darstellung der die A. radialis begleitenden Gelenknerven am gleichen Pat., die zwar nicht notwendig ist, hier aber aus Demonstrationsgründen einmal durchgeführt wurde.

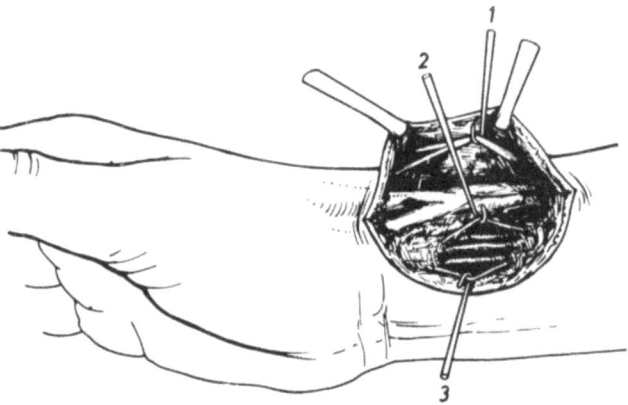

Abb. 13. Unterbrechung der Gelenkäste des R. superficialis ni. radialis *(1)* durch epifasciales Ablösen des Haut-Subcutis-Mantels (vgl. Abb. 8) und Darstellung der Gelenkäste des N. cut. antebrachii rad. *(2, 3)* im Bereich der A. radialis.

Die Denervation von seiten des R. superficialis ni. radialis geschieht durch einfaches epifasciales Ablösen des den Nerven enthaltenden Haut-Subcutis-Lappens im Bereich der radiovolaren, radialen und dorsalen Speichengegend und des angrenzenden Handwurzelbereiches (Abb. 13 bis 15). Dabei ist besonders darauf zu achten, daß die Weichteile in ganzer Ausdehnung der Tabatière abgelöst werden, um die hier eintretenden Radialisfasern auch sicher zu erreichen. Abb. 8 orientiert über die gesamte Ausdehnung des abzulösenden Weichteilmantels.

Die noch ausstehende Durchtrennung des N. interosseus volaris geschieht vom gleichen Zugangsweg aus. Es wird hierzu zwischen den radialen Gefäßen und der Sehne des M. flexor carpi radialis, knapp

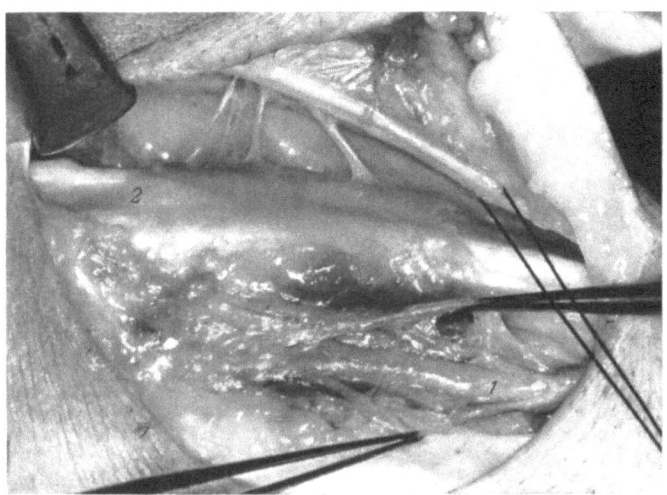

Abb. 14. Operationssitus, der Abb. 13 entsprechend. R. superficialis mit schwarzer Seide angeschlungen, Rr. articulares ni. cut. antebrachii rad. mit Pinzetten gefaßt. *1* A. radialis, *2* Tabatière.

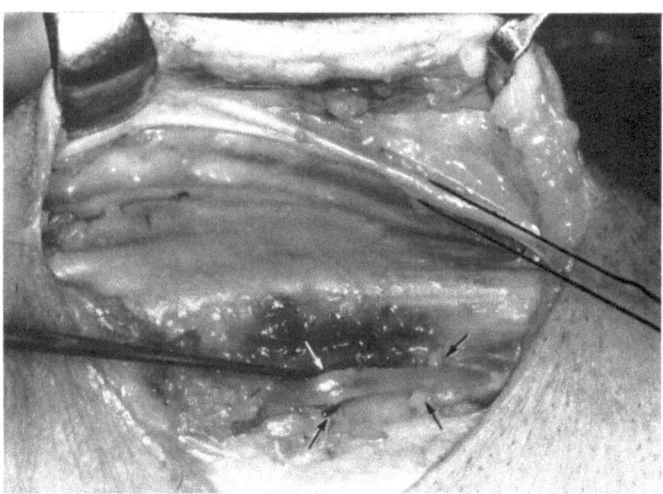

Abb. 15. Operationssitus, der Abb. 13 entsprechend, nach Denervation im Bereich der A. radialis (Pfeile: Unterbindungsstellen). Nähere Erläuterung im Text.

proximal des Radiokarpalgelenkes, scharf bis auf den Radius eingegangen und dann der distale Rand des M. pronator quadratus dargestellt. Dazu werden alle durch den Karpalkanal ziehenden Sehnen einschließlich der obengenannten und des N. medianus mit Hilfe eines entsprechend großen

Langenbeck-Hakens abgehoben, bis man den distalen Muskelrand und den angrenzenden schmalen Radiusabschnitt bis zum Radioulnargelenk übersehen kann.

Das dem Radius aufliegende derbe Füllgewebe wird dann mit den darin enthaltenen Fasern des N. interosseus volaris, knapp proximal des Radioulnargelenkes beginnend, entlang dem Pronatorrand bis in Höhe des M. flexor carpi radialis mit einem Elektrokauter durchtrennt (Abb. 8b). Der Wundverschluß erfolgt hier zweischichtig, und zwar in Form einer Fascien- und Hautnaht.

Das bis hierher in seinen einzelnen Akten geschilderte Standardverfahren der Handwurzeldenervation ist bei besonders großer Ausdehnung des Schmerzfeldes noch entsprechend zu ergänzen.

An der Volarseite sind noch die zur Eminentia carpi radialis ziehenden Fasern des R. palmaris ni. mediani bzw. des N. cutaneus antebrachii radialis auszuschalten. Dies geschieht durch Verlängern des letztgenannten Hautschnittes in Höhe der distalen Handgelenksbeugefalte bis zum radialen Rand der Palmaris-longus-Sehne und Durchtrennung der Weichteile bis zum Lig. carpi volare (Abb. 8, punktierte Linie). Den R. volaris superficialis aae. radialis kann man bei sorgfältiger Präparation meist schonen.

Auf der Dorsalseite handelt es sich zunächst einmal um die Rr. perforantes ni. ulnaris im 2. und 3. Intermetakarpalraum. Hierzu wird das jeweilige Intermetakarpalgelenk mit den angrenzenden Basen der Mittelhandknochen dargestellt, wobei die Langfingerstrecksehnen nach Incision der oberflächlichen Fascie sorgfältig zur Seite zu halten sind. Die Denervation erfolgt wiederum blind mit Hilfe des Elektrokauters, und zwar wird das den Basen der Mittelhandknochen aufliegende Gewebe durchtrennt. Über Größe und Anordnung der Hautschnitte sowie Ausführung der Denervation orientiert Abb. 8a.

Die Denervation von seiten des dorsalen Ulnarisastes und des N. cutaneus antebrachii ulnaris erfolgt von einer Schnittführung aus, die an der Ulnarseite des distalen Ellenabschnittes beginnt, den Proc. styl. ulnae dorso-ulnar umläuft und über dem Dreieckbein endet (Abb. 8a). Sie wird wiederum durch einfaches epifasciales Ablösen des den R. dorsalis manus ni. ulnaris enthaltenden Haut-Subcutis-Lappens bewerkstelligt; die Größe des Lappens ist in Abb. 8a besonders gekennzeichnet. Es ist hierbei von besonderer Wichtigkeit, den Weichteilmantel von der ulnaren und ulno-volaren Seite der Elle möglichst exakt abzulösen, um auch die zwischen dem Griffelfortsatz und dem Dreieckbein eintretenden Nervenfasern zu durchtrennen.

Von der gleichen Incision aus kann auch noch die letzte Nervenbahn, nämlich der Gelenkast des N. cutaneus antebrachii dorsalis erreicht werden. Hierzu sind entsprechend der in Abb. 8 eingezeichneten Ausdehnung über der Dorsalseite des distalen Ellenendes die Weichteile epifascial abzulösen. Falls die Ulnarisäste nicht gleichzeitig durchtrennt werden müssen, erfolgt dieser Operationsakt von der dorso-medianen Incision aus, wie sie zur Freilegung des N. interosseus dorsalis vorgenommen wird.

3. Die Denervation der Langfingermittelgelenke

Für die Denervation der Langfingermittelgelenke sind lediglich Weichteilschnitte erforderlich, die den im anatomischen Teil geschilderten Wegen, auf denen die einzelnen Nervenäste zum Gelenk ziehen, Rechnung tragen. Die Operation wird wiederum in Blutleere durchgeführt. Als Anaesthesie kann man zwischen dem Mittelhandblock und der Oberstschen Methode wählen.

Wir beginnen an einer Seite des Gelenkes mit einem Mittseitenschnitt, der von der Mitte der Grundphalanx bis in gleiche Höhe der Mittelphalanx reicht. Nach Durchtrennen der Weichteile bis auf den Seitenbandapparat des Gelenkes wird dann der volare Weichteilmantel mit dem in ihm enthaltenen Nervengefäßbündel abpräpariert, bis man im ganzen Wundbereich die Beugesehnenscheide gut übersehen kann. Damit ist der größte Teil der vor- und rückläufigen Gelenkäste des N. digitalis volaris

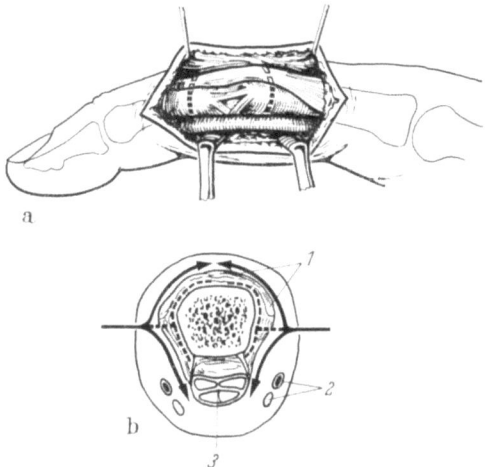

Abb. 16. Technik der Denervation der Langfingermittelgelenke. a: Zustand nach Ablösen des dorsalen und volaren Haut-Subcutis-Mantels mit Darstellung der Streckaponeurose und der Beugesehnenscheide. Gestrichelt: Schnittführung zur Unterbrechung von Periost-Gelenk-Nerven; die Dorsalaponeurose muß hierzu angehoben werden. b: Demonstration der Schnittführungen am Fingerquerschnitt (schwarze Pfeile und gestrichelte Linie). *1* Streckaponeurose, *2* Nervengefäßstrang, *3* Beugesehnenscheide mit Sehnen und Fibrocartilago volaris.

durchtrennt. Nun wird in gleicher Weise der dorsale Weichteillappen scharf von der Streckaponeurose abgelöst, was zur Ausschaltung der in diese eintretenden Fasern des N. digitalis dorsalis proprius führt (Abb. 16). Dann geht man proximal des Gelenkes stumpf zwischen Dorsalaponeurose und dem Knochen ein und durchtrennt scharf das dem Knochen noch aufliegende Gewebe von dorsal nach volar, bis unmittelbar an die Anheftungsstelle der Beugesehnenscheide. In gleicher Weise wird distal des Gelenkes vorgegangen. Hierdurch lassen sich auch noch Nervenfasern, die weiter proximal und distal des Gelenkes abtreten und auf dem

Knochen zum Gelenk ziehen, sicher erreichen und durchtrennen. Die hierzu notwendige Schnittführung ist auf Abb. 16 besonders eingezeichnet. Dieser Operationsakt wird nun auf der anderen Seite des Gelenkes in genau der gleichen Weise wiederholt. Nach möglichst sorgfältiger Blutstillung und Verschluß der Wunde erfolgt dann die Ruhigstellung in einem Kompressionsverband.

Kasuistik[1]

1. Lunatummalacien
(Nr. L 1 — L 14)

L 1: 26jähr. Maurer, der seit Herbst 1961 über Schmerzen im re. Handgelenk klagt. Diagnose: Lunatummalacie im 3. Stadium mit Absprengung der ulnoproximalen Knochenspitze des Mondbeines. Behandlung: mehrwöchige Ruhigstellung im Gipsverband.
Untersuchung am 29. 3. 1962: Deutliche Arbeitsbehinderung durch Schmerzen und Bewegungseinschränkung im Handgelenk.
Lokalbefund: Schwellung dorsal über dem Os lunatum; Volar- und Dorsalflexion endgradig schmerzhaft eingeschränkt; Schmerzäußerung beim groben Zufassen.
Rö.: Befund am Mondbein unverändert, beginnende Arthrosis deformans an der Radiusgelenkfläche.
Schmerzfeld: dorsal in markstückgroßer Ausdehnung im Bereich des Mondbeines.
Testausschaltung: 1, 9, 10.
1. Operation am 30. 3. 1962: Denervation (1, 9, 10).
1. Nachuntersuchung am 10. 12. 1962: Seit Wiederaufnahme der Arbeit am 17. 4. 1962 werden erstmals Schmerzen an der Ventralseite der Handwurzel geklagt. Lokalbefund: Druckschmerz über dem mittleren volaren Bereich der Handwurzel. Dorsalseite völlig schmerzfrei, auch bei Bewegung. Testausschaltung: 3, 6.
2. Operation am 14. 12. 1962: Denervation (3, 6).
2. Nachuntersuchung am 18. 4. 1963: Wunden reizlos verheilt, Volar- und Dorsalflexion endgradig etwas behindert, sämtliche Bewegungen sind aktiv und passiv völlig schmerzfrei, grobe Kraft seitengleich. Rö.: unveränderter Befund.
Ergebnis: Nach Denervation in 2 Sitzungen völlig schmerzfrei.

L 2: 23jähr. Fernmeldemonteur, der seit Ende 1959 über Schmerzen im mittleren Bereich der re. Handwurzel klagt. Bisher keine Behandlung.
Untersuchung am 12. 4. 1962: Beschwerden unverändert.
Lokalbefund: Volar- und Dorsalflexion sowie Radialabduktion endgradig schmerzhaft eingeschränkt. Grobe Kraft herabgesetzt. Deutliche Arbeitsbehinderung.
Rö.: Lunatummalacie re. mit Arthrosis deformans des Radiokarpalgelenkes (Beginn des 4. Stadiums).
Schmerzfeld: dorsal über dem Os lunatum (Maximum), dem radiokarpalen und ulnokarpalen Gelenkspalt; Os naviculare; proximale Region des Os capitatum, Os triquetrum; Volarseite des Gelenkes frei.
Testausschaltung: 1, 3, 4.
Operation am 26. 4. 1962: Denervation (1, 3, 4, 6, 7, 8).
1. Nachuntersuchung am 1. 10. 1962: Subjektive Beschwerden bestehen nicht mehr. Rö.: unveränderter Befund. Lokal ist weder ein Druckschmerz noch ein Belastungsschmerz nachweisbar. Dorsal- und Volarflexion endgradig etwas behindert. Grobe Kraft gut.
2. Nachuntersuchung am 19. 4. 1963: Seit 4 Monaten wird hin und wieder bei

---

[1] Bei der Schilderung des Lokalbefundes werden der Kürze halber nur pathologische Veränderungen genannt; dies gilt auch für den neurologischen Befund.

sehr starken Anstrengungen ein momentaner Schmerz irgendwo in der Handwurzel verspürt, der sich aber nicht genauer lokalisieren läßt. Zustand ansonsten unverändert. Lokalbefund: Druckempfindlichkeit über der Basis des Metacarpale II, sonst bei palpatorisch kein Druckschmerz nachweisbar. Dorsal- und Volarflexion endgradig behindert, aber schmerzfrei. Abduktionsbewegungen ebenfalls frei. Beim groben Zufassen leichte Schmerzäußerung im Bereich des Os pisiforme. Grobe Kraft gut, aber nicht anhaltend. Rö.: unveränderter Befund.

Ergebnis: Zustand durch Denervation wesentlich gebessert.

L 3: 31jähr. Maurer, der seit 2 Jahren über Schmerzen im Bereich des li. Handgelenkes klagt und bisher vom Hausarzt behandelt wurde.

Untersuchung am 4. 9. 1962: Erhebliche subjektive Beschwerden mit deutlicher Arbeitsbehinderung.

Lokalbefund: Sämtliche Bewegungen im Bereich der Handwurzel sind erheblich eingeschränkt und schmerzhaft. Klinisch besteht eine deutliche Arthrosis deformans im distalen Radioulnargelenk sowie im Radiokarpalgelenk. Grobe Kraft deutlich herabgesetzt. Weichteilschwellung dorsal und ventral nach Belastung.

Rö.: Lunatummalacie li. mit Arthrosis deformans im Radiokarpalgelenk (4. Stadium). Verdacht auf Arthrosis deformans im distalen Radioulnargelenk. Deformierung des distalen Ulnarabschnittes (Abb. 17).

Schmerzfeld dorsal: Os lunatum (Maximum) und unmittelbar anliegende Gelenkabschnitte, distales Radioulnargelenk; volar: Os lunatum und Radiokarpalgelenk.

Testausschaltung: 1, 3.

Operation am 5. 9. 1962: Denervation (1, 3, 4).

Nachuntersuchung am 19. 4. 1963: Seit der Operation schmerzfrei, Besserung der groben Kraft. Lokalbefund: Geringe Weichteilschwellung dorsal über dem Os lunatum. Die Handgelenksbewegung ist allseits um $1/3$ eingeschränkt, jedoch völlig schmerzfrei. Weder über dem Mondbein noch über dem distalen Radioulnargelenk besteht ein Druckschmerz. Auch passiv durchgeführte Rotationsbewegungen unter gleichzeitiger Kompression im distalen Radioulnargelenk erfolgen ohne Schmerzäußerung. Grobe Kraft seitengleich. Rö.: im wesentlichen unveränderter Befund (Abb. 17).

Ergebnis: Nach Denervation völlig schmerzfrei. Deutliche Besserung der Beweglichkeit und der groben Kraft. Distales Radioulnargelenk frei.

L 4: 52jähr. Waldarbeiter, der seit 6 bis 8 Jahren über allmählich größer werdende Tumorbildungen im Bereich des re. Kniegelenkes sowie beider Ellenbogengelenke und über schmerzhafte Anschwellungen im Bereich mehrerer Gelenke klagt. Seit etwa 2 bis 3 Jahren bestünde außerdem eine zunehmende Schmerzhaftigkeit mit Weichteilschwellung im Bereich des re. Handgelenkes. Diagnose: Rheumatismus nodosus der Haut bei Polyarthritis (histologisch gesichert). Behandlung bisher konservativ.

Untersuchung am 28. 5. 1962: In letzter Zeit Zunahme der Schmerzen im re. Handgelenk, Nachlassen der groben Kraft und Verschlechterung der Beweglichkeit. Nachts hin und wieder Mißempfindungen in den ersten 3 Fingern.

Lokalbefund: Weichteilkonturen allseits im Bereich der re. Handwurzel verstrichen; insbesondere an der Dorsalseite hat man den Eindruck einer prall-elastischen Schwellung; klinisch sichere Arthrosis deformans im distalen Radioulnargelenk; dieses ist abnorm beweglich; sämtliche Bewegungsqualitäten der Handwurzel sind deutlich schmerzhaft und eingeschränkt. Klinisch besteht noch kein sicherer Hinweis für eine Medianuskompression.

Rö.: Lunatummalacie re. im 3. Stadium; starke Arthrosis deformans im Bereich der gesamten Handwurzel; cystisch-degenerative Veränderungen an nahezu allen Handwurzelknochen; Arthrosis deformans des distalen Radioulnargelenkes; Verdacht auf arthritischen Gelenkprozeß.

Schmerzfeld: dorsal über dem distalen Radioulnargelenk und dem gesamten

Bereich der Handwurzel mit Maximum im mittleren und ulnaren Bereich, proximaler Abschnitt der Tabatière.
Testausschaltung: 1, 3, 4, 9, 10. Danach ist der Pat. schmerzfrei, gibt aber noch ein ,,unbestimmtes Gefühl" an.
Operation am 26. 6. 1962: Denervation (1, 3, 4, 9, 10), Dekompression des N. medianus.
Nachuntersuchung am 17. 4. 1963: Die Besserung des Zustandes hätte nach dem Eingriff nur wenige Wochen angehalten. Dann sei es zu einer erneuten Anschwellung des Gelenkes mit Wiederauftreten der Schmerzen gekommen. Parästhesien bestünden jetzt nicht mehr. Lokalbefund: Diffuse entzündliche Weichteilschwellung stärkeren Grades im Bereich der re. Handwurzel. An ihrer Beugeseite findet sich ein deutlich prall-elastischer Tumor. Ähnliche Veränderungen bestehen an anderen Gelenken (Finger-, Sprung- und Zehengelenke). Distales Radioulnargelenk bei Bewegung und Palpation sehr schmerzhaft, vor allem bei gleichzeitiger Kompression. Druckschmerz im gesamten Handwurzelbereich. Sämtliche Bewegungen sind schmerzhaft eingeschränkt. Grobe Kraft sehr stark herabgesetzt. Rö.: Befund am Mondbein unverändert. Dagegen finden sich jetzt deutliche arthritische Veränderungen im Bereich der gesamten Handwurzel.
Ergebnis: Denervation ohne Erfolg. Wiederauftreten der Schmerzen mit Ausbildung eines frischen rheumatischen Schubes.

L 5: 56jähr. Baufacharbeiter, der 1928 eine Verletzung des re. Handgelenkes durch eine zurückschlagende Motorkurbelwelle erlitt. Genaue Diagnose nicht bekannt. Wiederaufnahme der Arbeit nach 4 bis 5 Wochen. Seither werden immer wieder auftretende Beschwerden im Handgelenk geklagt.
Untersuchung am 24. 9. 1962: Seit 1959 seien ständig Schmerzen im re. Handgelenk vorhanden; Herabsetzung der groben Kraft; bei Anstrengung Schwellungsneigung.
Lokalbefund: Sämtliche Bewegungsqualitäten sind endgradig eingeschränkt und sehr schmerzhaft; zur Zeit keine Weichteilschwellung. Grobe Kraft im Vergleich zu li. herabgesetzt.
Rö.: Lunatummalacie re. ohne wesentliche Deformierung; cystisch-degenerative Veränderungen am Os lunatum und triquetrum; Arthrosis deformans im Bereich des Radiokarpalgelenkes.
Schmerzfeld dorsal: mittlerer und anschließender dorsoulnarer Abschnitt der Handwurzel. Radiokarpalgelenk; volar: Mondbeingegend.
Testausschaltung: 1, 3, 4, 6, 9, 10. Die Spitze des Processus styloideus ulnae bleibt danach druckempfindlich!
Operation am 25. 9. 1962: Denervation (1, 3, 4, 6, 9, 10). Da hierdurch keine völlige Schmerzfreiheit erreicht werden konnte, wurde zusätzlich noch eine Ultraschallbehandlung und schließlich noch eine Röntgenbestrahlung durchgeführt, beides jedoch ohne Erfolg.
Nachuntersuchung am 19. 4. 1963: Eine wesentliche Besserung durch den operativen Eingriff und die anschließend durchgeführte Bestrahlungsbehandlung wird verneint. Lokalbefund: Distales Radioulnargelenk palpatorisch und funktionell frei, auch bei gleichzeitiger Kompression beider Vorderarmknochen. Ein wesentlicher Druckschmerz wird im Handwurzelbereich nicht mehr angegeben. Dorsalflexion um $\frac{1}{2}$, Volarflexion um $\frac{1}{4}$ eingeschränkt. Die Abduktionsbewegungen sind endgradig behindert. Sämtliche Bewegungen sind aktiv und passiv endgradig schmerzhaft. Grobe Kraft merkbar herabgesetzt. Rö.: unveränderter Befund.
Ergebnis: Trotz Fehlen des Palpationsschmerzes im Handwurzelbereich offenbar keine wesentliche Besserung des Befundes.
Bemerkung: Pat. ist zur Zeit um Anerkennung des Schadens als landwirtschaftlicher Unfall bemüht!

L 6 und *L 7:* 34jähr. Schreiner. *Rechte Hand:* Im Januar 1953 nach stärkerer handwerklicher Betätigung plötzlich Schmerzen im re. Handgelenk. Diagnose: Lunatummalacie; Schneckscher Konsolenradius, Hulténsche Minusvariante von 4 mm. Behandlung: konservativ durch Ruhigstellung für 12 Wochen, Handgelenksbandage; anschließend Berufswechsel.

Untersuchung am 26. 10. 1962: Zur Zeit mäßige subjektive Beschwerden und Arbeitsbehinderung. Bei stärkerer Belastung Weichteilschwellung dorsal und volar. Keine Parästhesien.
Lokalbefund: Schmerzhafte Einschränkung sämtlicher Bewegungen im Handwurzelbereich. Klinisch Arthrosis deformans im distalen Radioulnargelenk sowie im Radiokarpalgelenk. Grobe Kraft normal, ebenso Griffqualitäten.
Rö.: Lunatummalacie im 4. Stadium; erhebliche Zunahme der arthrotischen Veränderungen, insbesondere im Radiokarpalgelenk; Arthrosis deformans des distalen Radioulnargelenkes.
Schmerzfeld dorsal: Os lunatum, Druckempfindlichkeit über dem radioulnaren sowie radio- und ulnokarpalen Gelenkspalt; volar: Os lunatum.
Testausschaltung: 1, 3, 4, 6, 10.
Linke Hand: Im Januar 1956 Sturz auf die li. Hand. Diagnose: Lunatummalacie mit leichter Kompression in proximo-distaler Richtung; Schneckscher Konsolenradius, Hulténsche Minusvariante von 4 mm. Arthrosis deformans im Bereich des Os multangulum maius, Os naviculare und des Radiokarpalgelenkes. Behandlung zunächst konservativ (1½ Jahre), dann Mattiplastik; anschließend Berufswechsel.
Untersuchung am 26. 10. 1962: Mäßige subjektive Beschwerden und Arbeitsbehinderung. Weichteilschwellung nach stärkerer Belastung.
Lokalbefund: Schmerzhafte Einschränkung sämtlicher Bewegungsqualitäten im Handwurzelbereich. Klinisch Arthrosis deformans im distalen Radioulnar- und Radiokarpalgelenk. Grobe Kraft normal. Griffqualitäten normal.
Rö.: Verdichtung der Knochenstruktur, ansonsten unveränderter Befund am Mondbein. Deutliche Zunahme der arthrotischen Veränderungen im Radio- und Interkarpalgelenk.
Schmerzfeld dorsal: distales Radioulnargelenk, radio- und ulnokarpaler Gelenkspalt, proximaler Abschnitt der Tabatière; Os lunatum (Maximum), interkarpaler Gelenkspalt; volar: Os lunatum und angrenzender radiokarpaler Gelenkspalt.
Testausschaltung: 1, 3, 4, 6, 9, 10.

L 8: 50jähr. Steinbrecher, der nach mehrjähriger Arbeit 1956 erstmals Schmerzen im li. Handgelenk und Taubheitsgefühl an den ersten 3 Fingern beobachtete. Diagnose: Lunatummalacie li. im 3. Stadium, Verdacht auf Medianuskompression. Therapie: Ruhigstellung für 8 Wochen; kein Berufswechsel.
Untersuchung am 12. 10. 1962: Mäßige subjektive Beschwerden bei zeitweiliger Arbeitsbehinderung, Ruheschmerz.
Lokalbefund: Schmerzhafte Einschränkung der Dorsal- und Volarflexion. Klinisch Arthrosis deformans im Bereich des Radiokarpalgelenkes. Grobe Kraft stark herabgesetzt. Weichteilschwellung nach stärkerer Belastung. Medianuskompression mit Hypästhesie im Autonomgebiet und leichter Atrophie der Thenarmuskulatur. Daumenopposition geschwächt.
Rö.: Geringe Zunahme der Sklerosierung und Deformierung des Os lunatum. Wellige Konturierung des proximalen Randes durch partielles Zusammensintern.
Schmerzfeld dorsal: Os lunatum und unmittelbar anliegende Gelenkabschnitte; volar: Os lunatum.
Testausschaltung: 1, 6.

L 9: 55jähr. Arbeiter. 1948 Sturz auf beide Arme: typische Radiusfraktur und Kahnbeinbruch re. 2 Jahre später Auftreten von Beschwerden im li. Handgelenk. Diagnose: Lunatummalacie zu Beginn des 4. Stadiums. Therapie: Lederbandage, Berufswechsel.
Untersuchung am 12. 10. 1962: Subjektive Beschwerden unverändert. Mäßige Arbeitsbehinderung.
Lokalbefund: Endgradige, etwas schmerzhafte Einschränkung sämtlicher Bewegungsqualitäten im Bereich der Handwurzel. Umschriebene Schwellung über dem dorsoulnaren Handgelenksbereich. Klinisch Arthrosis deformans im distalen Radioulnar- sowie im Radiokarpalgelenk. Grobe Kraft verringert. Griffqualitäten normal.
Rö.: Progrediente Lunatummalacie li. mit stärkeren arthrotischen Veränderungen im Radiokarpalgelenk.

Schmerzfeld dorsal: distales Radioulnargelenk, Os lunatum (Maximum), radio- und ulnokarpaler Gelenkspalt; volar: Os lunatum (Druckempfindlichkeit).
Testausschaltung: 1, 3, 4, 6, 10.

L 10 und *L 11:* 52jähr. Metzger. Mit 27 Jahren Auftreten von Handgelenksbeschwerden li. Diagnose: Lunatummalacie im 4. Stadium, Minusvariante von 5 mm. Behandlung konservativ; kein Berufswechsel (Gastwirt). Kontrolluntersuchung im Jahre 1958 zur Klärung ähnlicher Beschwerden im re. Handgelenk. Diagnose: Lunatummalacie im 2. Stadium mit pathologischer Fraktur bei einer Minusvariante von 2 mm. Befund des li. Handgelenkes zu diesem Zeitpunkt: nahezu vollständige Auflösung des radialen Teiles des Mondbeines. Der Rest zeigt neben streifenförmiger Verdichtung multiple Aufhellungen. Degenerative Aufhellungen an der Radiusgelenkfläche, am Os naviculare und triquetrum. Behandlung konservativ: Gipsschiene bds. für 16 Wochen; anschließend Lederbandage.
Untersuchung am 29. 10. 1962. *Linke Hand:* Mäßige subjektive Beschwerden und Arbeitsbehinderung. Weichteilschwellung an der Dorsal- und Volarseite des Handgelenkes nach stärkerer Belastung.
Lokalbefund: Schmerzhafte Einschränkung der Dorsal- und Volarflexion, Abduktionsbewegungen frei. Klinisch Arthrosis deformans im Bereich des Radiokarpalgelenkes. Grobe Kraft normal. Griffqualitäten normal.
Rö.: Befund unverändert.
Schmerzfeld dorsal: Os lunatum und unmittelbar angrenzende Gelenkabschnitte; radiokarpaler Gelenkspalt; Spitze des Proc. styl. radii frei; volar: Druckempfindlichkeit im Bereich des Os lunatum.
Testausschaltung: 1, 4, 6.
Rechte Hand: Mäßige subjektive Beschwerden bei leichter Arbeitsbehinderung. Weichteilschwellung an der Volar- und Dorsalseite des Handgelenkes nach stärkerer Belastung.
Lokalbefund: Schmerzhafte Einschränkung sämtlicher Bewegungsqualitäten im Bereich der Handwurzel. Klinisch besteht eine Arthrosis deformans im Bereich des Radiokarpalgelenkes sowie im distalen Radioulnargelenk. Grobe Kraft und Griffqualitäten normal.
Rö.: Geringe Kompression des Mondbeines im radialen Bereich mit Stufenbildung an der proximoradialen Kante (Übergang der Lunatummalacie ins 3. Stadium). Aufhellungszone im Os capitatum.
Schmerzfeld dorsal: radio- und ulnokarpaler Gelenkspalt. Os lunatum (Maximum), proximaler Abschnitt des Os capitatum.
Testausschaltung: 1, 3, 4, 10.

L 12: 30jähr. Tüncher, 1953 erstmals Beschwerden im re. Handgelenk. Diagnose: Lunatummalacie im 3. Stadium. Behandlung: Gipsverband für 16 Wochen.
Untersuchung am 15. 10. 1962: Geringe subjektive Beschwerden bei leichter Arbeitsbehinderung. Weichteilschwellung nach stärkerer Belastung.
Lokalbefund: Endgradige, etwas schmerzhafte Einschränkung sämtlicher Bewegungsqualitäten im Bereich der Handwurzel. Grobe Kraft verringert, Griffqualitäten normal.
Rö.: Befund am Mondbein gegenüber früher unverändert. Arthrotische Veränderungen an der Radiusgelenkfläche.
Schmerzfeld: Isolierter Druckschmerz dorsal über dem Os lunatum.
Testausschaltung: 1.

L 13: 50jähr. Kraftfahrer, der seit 1959 über eine Schwäche im li. Handgelenk mit von hier ausgehenden und auf der Streckseite des Unterarmes nach proximal ziehenden Schmerzen klagt. Diagnose: Lunatummalacie li. im 2. Stadium. Behandlung: Handgelenksbandage, vorübergehender Berufswechsel (1½ Jahre).
Untersuchung am 25. 10. 1962: Geringfügige Beschwerden mit leichter Arbeitsbehinderung.
Lokalbefund: Sämtliche Bewegungsqualitäten im Bereich der Handwurzel sind endgradig etwas schmerzhaft eingeschränkt.
Rö.: Lunatummalacie mit erbsgroßer Cyste im volar-radialen Bereich. Cystische

Aufhellungen außerdem im Os capitatum. Eine Arthrosis deformans ist nicht nachweisbar.
Schmerzfeld: Os lunatum (Maximum) und unmittelbar anliegende Gelenkabschnitte.
Testausschaltung: 1.

L 14: 37jähr. Arbeiter, der im Oktober 1956 ein direktes Trauma der re. Handwurzel durch einen ½ Ztr. schweren Metallhammer erlitt. Erste ärztliche Untersuchung 8 Wochen nach dem Unfall: Lunatummalacie im 3. Stadium; Minusvariante von 3 mm. Behandlung: Vorderarmgips für insgesamt 8 Wochen, kein Berufswechsel.
Untersuchung am 12. 11. 1962: Geringe subjektive Beschwerden ohne Arbeitsbehinderung, Weichteilschwellung dorsal nach Belastung.
Lokalbefund: Sämtliche Bewegungsqualitäten im Bereich der re. Handwurzel sind endgradig schmerzhaft eingeschränkt.
Rö.: Os lunatum völlig zusammengesintert. Beginnende Arthrosis deformans im Radiokarpal- und Interkarpalgelenk.
Schmerzfeld dorsal: Os lunatum und unmittelbar anliegende Gelenkabschnitte.
Testausschaltung: 1.

2. Lunatumcysten
(Nr. C 1 — C 6)

C 1: 42jähr. Arbeiter, der im April 1961 beim Aufheben eines schweren Gegenstandes plötzlich Schmerzen in der li. Handwurzel verspürte. Diagnose: Lunatumcyste li. Therapie: Ruhigstellung für 2 Wochen.
Untersuchung am 8. 5. 1961: Schmerzen bei Bewegungen im li. Handgelenk; Fehlen der groben Kraft.
Lokalbefund: Dorsal- und Volarflexion endgradig schmerzhaft eingeschränkt, dabei erfolgt die Schmerzäußerung im Bereich des Mondbeines.
Rö.: Erbsgroße Cyste im Os lunatum (Abb. 18).
Schmerzfeld: dorsal über dem Os lunatum.
Testausschaltung: 1.
Operation am 9. 5. 1961: Denervation (1) und Mattiplastik.
Nachuntersuchung am 16. 10. 1962: Subjektive Beschwerden werden nicht mehr geklagt. Lokalbefund: li. Handgelenk frei beweglich, grobe Kraft noch etwas verringert. Rö.: Cyste nicht mehr nachweisbar, Knochenmaterial vollständig eingebaut (Abb. 18).
Ergebnis: Nach Denervation und Mattiplastik völlig beschwerdefrei.

C 2: 22jähr. Tüncher, der seit Anfang Oktober 1959 über Schmerzen im re. Handgelenk klagt. Diagnose: Lunatumcyste. Therapie abgelehnt.
Untersuchung am 24. 10. 1962: Geringe subjektive Beschwerden mit leichter Arbeitsbehinderung.
Lokalbefund: Endgradige, etwas schmerzhafte Behinderung der Volarflexion.
Rö.: Linsengroße Cyste im Os lunatum, deren Wandung jetzt eine gewisse Sklerosierung aufweist.
Schmerzfeld: dorsal über dem Os lunatum und den unmittelbar angrenzenden Gelenkabschnitten.
Testausschaltung: 1.

C 3: 37jähr. Hausfrau, die seit Oktober 1959 über Schmerzen im li. Handgelenk klagt. Diagnose: Lunatumcyste. Behandlung: keine.
Untersuchung am 12. 10. 1962: Subjektive Beschwerden unverändert.
Lokalbefund: Dorsal- und Volarflexion endgradig behindert und schmerzhaft. Grobe Kraft etwas herabgesetzt.
Rö.: Die Cyste im dorsoulnaren Teil des li. Os lunatum ist unverändert vorhanden. Minusvariante von 1 mm.
Schmerzfeld: dorsal und ventral im Bereich des Mondbeines.
Testausschaltung: 1, 6.

C 4: 33jähr. Hausfrau, die seit Anfang März 1954 über Schmerzen im li. Handgelenk klagt. Diagnose: Cyste im Os lunatum, capitatum und hamatum. Behandlung: Ruhigstellung und Ultraschallbehandlung.
Untersuchung am 11. 10. 1962: Erhebliche subjektive Beschwerden mit deutlicher Arbeitsbehinderung. Neigung zu Weichteilschwellung im Handwurzelbereich.
Lokalbefund: Die einzelnen Bewegungsqualitäten des Handgelenkes sind kaum merkbar eingeschränkt, jedoch endgradig deutlich schmerzhaft. Es besteht klinisch der Verdacht auf eine Arthrosis deformans im Bereich des Radiokarpalgelenkes sowie des distalen Radioulnargelenkes. Grobe Kraft verringert, Griffqualitäten normal.
Rö.: Unveränderter Befund am Os lunatum, capitatum und hamatum. Plusvariante von 1½ mm.
Schmerzfeld dorsal: mittleres Drittel der Handwurzel, vom Radioulnargelenk bis in Höhe der Carpometakarpalgelenke reichend, mit Maximum über dem Os lunatum und Os capitatum; radiokarpaler und ulnokarpaler Gelenkspalt; volar: Gegend des Os lunatum.
Testausschaltung: 1, 3, 4, 6, 7, 8, 10.

C 5: 33jähr. Hausfrau, die am 30. 3. 1961 auf den li. Unterarm stürzte. Diagnose: „Distorsion der Handwurzel"; bei erneuter Rö.-Kontrolle am 6. 6. 1961 zeigt sich eine erbsgroße Aufhellungsfigur im radialen Bereich des Mondbeines; geringe Entkalkung des Handwurzelskeletes. Therapie: Ruhigstellung mit Gipsschiene für 6 Wochen.
Untersuchung am 15. 10. 1962: Mäßige subjektive Beschwerden, geringe Arbeitsbehinderung, Schwellungsneigung im Bereich des Handgelenkes nach anstrengender Arbeit.
Lokalbefund: Dorsalflexion endgradig schmerzhaft eingeschränkt, übrige Bewegungsqualitäten frei und nicht schmerzhaft. Grobe Kraft und Griffqualitäten normal.
Rö.: Cystische Aufhellung im radialen Bereich des Mondbeines, Normalisierung des Kalkgehaltes.
Schmerzfeld: Os lunatum dorsal druckempfindlich, volar druckschmerzhaft.
Testausschaltung: 1, 3, 6.

C 6: 49 jähr. Arbeiter, der im März 1955 auf die li. Hand fiel. Diagnose: Intraartikuläre Radiusfraktur; Nebenbefund: erbsengroße Cyste im Mondbein. Behandlung: Reposition und dorsale Gipsschiene für 3 Wochen.
Untersuchung am 11. 10. 1962: Subjektive Beschwerden irgendwelcher Art werden nicht geklagt.
Lokalbefund: Geringe Schmerzäußerung bei extremer, passiv durchgeführter Dorsalflexion der Hand.
Rö.: Erbsengroße Cyste im Os lunatum mit deutlicher Sklerosierung der Wand.
Schmerzfeld: dorsal über dem Os lunatum.
Testausschaltung: 1.

3. Lunatumluxationsfraktur
(1 Fall: F)

F: 51jähr. Landwirt, der am 6. 8. 1962 auf die li. Hand stürzte. Röntgenologisch sei angeblich keine Verletzung festgestellt worden. Konservative Behandlung durch den Hausarzt.
Untersuchung am 15. 1. 1963: Seit dem Unfall bestünde eine erhebliche und sehr schmerzhafte Einschränkung der Handgelenksbeweglichkeit; Fehlen der groben Kraft; sehr starke Arbeitsbehinderung.
Lokalbefund: Subluxationsstellung im Bereich der li. Handwurzel, Weichteilkonturen verstrichen; Dorsal- und Volarflexion um $^2/_3$ eingeschränkt, endgradige Behinderung der Abduktionsbewegungen. Sämtliche Bewegungen sind äußerst schmerzhaft, Fehlen der groben Kraft.
Rö.: Zustand nach Zertrümmerungsfraktur des li. Mondbeines mit Luxation eines größeren volaren Fragmentes. Arthrosis deformans des Radiokarpalgelenkes;

beginnende arthrotische Veränderung im distalen Radioulnargelenk, Hulténsche Minusvariante von 4 mm; cystisch degenerative Veränderungen im Bereich des Os triquetrum (Abb. 19).
Schmerzfeld dorsal: distales Radioulnargelenk, gesamter Handwurzelbereich einschließlich der Carpometakarpalgelenke und der Intermetakarpalgelenke II bis IV, Spitze des Proc. styloideus radii; volar: Radiokarpalgelenk.
Testausschaltung: 1, 3, 4, 7.
Operation am 17. 1. 1963: Denervation (1, 2, 3, 4, 6, 7, 10); Exstirpation der völlig zertrümmerten und nach ventroulnar luxierten Hälfte des Os lunatum. Die dorsale Hälfte verbleibt als „Platzhalter".
Nachuntersuchung am 20. 4. 1963: Pat. fühlt sich jetzt schmerzfrei und arbeitet bereits wieder in seinem alten Beruf. Beim kräftigen Zufassen und bei ulnarer Abduktion würde noch ein Ziehen an der Außenseite des Ellengriffelfortsatzes auftreten. Nach längerem Herabhängen des Armes würde die Hand noch etwas anlaufen. Lokalbefund: Restzustand eines leichten Handfingersyndroms, Beschwielung noch herabgesetzt. Narben reizlos, geringe Weichteilschwellung dorsal über der Handwurzelmitte. Ein Palpationsschmerz wird nirgends mehr angegeben. Grobe Kraft vorhanden, gegenüber re. noch merkbar herabgesetzt. Dorsalflexion um $1/3$, Volarflexion um $1/2$ eingeschränkt. Die Abduktionsbewegungen sind etwa um die Hälfte beeinträchtigt. Sämtliche Bewegungen sind aktiv völlig schmerzfrei. Bei kräftiger passiver Ulnarabduktion erfolgt jedoch noch eine geringe Schmerzäußerung an der Außenseite des Proc. styloideus ulnae. Das distale Radioulnargelenk ist schmerzfrei. Rö.: Das belassene Lunatumfragment weist keine Sklerose auf, deutliche Deformierung des „Platzhalters" an der proximalen Seite, zum Zeitpunkt der Operation bereits im gleichen Ausmaß vorhanden gewesen (Abb. 19).
Ergebnis: Wesentliche Besserung des Befundes. Distales Radioulnargelenk schmerzfrei. Wiederherstellung der Arbeitsfähigkeit.

4. Navicularepseudarthrosen und sonstige posttraumatische Restzustände
(Nr. N 1 — N 21)

N 1: 31jähr. Kraftfahrer, der am 21. 3. 1953 von einer zurückschlagenden Kurbel einer Betonmischmaschine an der re. Hand getroffen wurde. Damalige Diagnose nicht bekannt. Therapie: Feuchte Umschläge und Gipsschiene für 2 Wochen. Keine Rö.-Kontrolle!
Untersuchung am 28. 11. 1962: Seit dem Unfall von Zeit zu Zeit immer wieder Schmerzen im re. Handgelenk mit Verschlechterung bei Witterungswechsel und starken Anstrengungen. Zunahme der Beschwerden in letzter Zeit, Nachlassen der groben Kraft.
Lokalbefund: Weichteilschwellung im dorsoradialen Gebiet der Handwurzel. Leichtes Knacken bei extremen seitlichen Bewegungen. Dorsalflexion und Ulnarabduktion schmerzhaft. Beweglichkeit frei.
Rö.: Navicularepseudarthrose re. im distalen Drittel mit sehr starker Beweglichkeit der Fragmente. Beginnende Arthrosis deformans im Radiokarpalgelenk.
Schmerzfeld: Tabatière, an der Volarseite dicht proximal der Eminentia carpi radialis.
Testausschaltung: 1, 3, 4.
Operation am 1. 12. 1962: Denervation (1, 2, 3, 4, 6).
Nachuntersuchung am 22. 4. 1963: Pat. ist seit der Operation völlig schmerzfrei. Lokalbefund: Weichteilschwellung und Palpationsschmerz nicht mehr nachweisbar. Volarflexion endgradig behindert, schmerzfrei. Alle übrigen Bewegungsqualitäten sind nicht behindert und ebenfalls schmerzfrei. Grobe Kraft gut. Rö.: keine wesentliche Befundänderung.
Ergebnis: Nach Denervation völlig beschwerdefrei. Besserung der groben Kraft.

N 2: 52jähr. Verputzer, der im letzten Weltkrieg eine Granatsplitterverletzung der li. Hand erlitt. Genaue Diagnose nicht bekannt. Therapie: Lokale Wundbehandlung, ruhigstellende Verbände.

Untersuchung am 24. 10. 1961: Seit 8 Tagen zunehmende Schmerzen an der li. Handwurzel, insbesondere bei Bewegungen.
Lokalbefund: Leichte Weichteilschwellung dorsal im Bereich der Handwurzel und der Tabatière mit Übergreifen auf den proximalen Handrückenabschnitt. Sämtliche Bewegungen im Handgelenk sind schmerzhaft. Dorsalflexion um 10°, Volarflexion um 25° möglich. Seitliche Bewegungen um mehr als die Hälfte eingeschränkt. Alte reizlose Operationsnarbe an der Volarseite der Handwurzel.
Rö.: Navicularepseudarthrose li. mit starken arthrotischen Veränderungen im Bereich des deformierten Kahnbeines sowie der Ossa multangula maius et minus. Zustand nach Granatsplitterverletzung; multiple Splitter im Bereich des Os multangulum maius und minus sowie des Os naviculare und im Basisbereich des Os metacarpale II (Abb. 20).
Schmerzfeld dorsal: dorsoradialer Abschnitt des Radiokarpalgelenkes, mittlerer und radialer Abschnitt der Handwurzel einschließlich der Tabatière; volar: Eminentia carpi radialis und proximal hiervon.
Testausschaltung: 1, 2, 3, 4, 6.
Operation am 8. 11. 1961: Denervation (1, 2, 3, 4, 5, 6); Entfernung der Granatsplitter.
Nachuntersuchung am 20. 4. 1963: Pat. ist mit dem Operationserfolg sehr zufrieden und empfindet es als besonderen Vorteil, die Stützmanschette nicht mehr tragen zu müssen. Schmerzen seien nicht mehr vorhanden. Die Beweglichkeit der Handwurzel und die grobe Kraft hätten sich deutlich gebessert. Pat. arbeitet wieder in seinem alten Beruf. Lokalbefund: Narben o. B., Palpationsschmerz nicht nachweisbar; Dorsalflexion um $1/2$, Radialabduktion um $2/3$ eingeschränkt. Bewegungen ansonsten frei; sämtliche Bewegungen werden schmerzfrei ausgeführt. Grobe Kraft seitengleich. Rö.: Zustand nach Entfernung der Splitter, sonst keine wesentliche Veränderung des Befundes (Abb. 20).
Ergebnis: Nach Denervation und Splitterentfernung völlig beschwerdefrei; wesentliche Besserung der Beweglichkeit.

N 3: 57jähr. Monteur, der 1921 auf die li. Hand stürzte. Diagnose: de Quervainsche Luxationsfraktur. Therapie: Reposition und zirkuläre Gipsverbände; danach beschwerdefrei.
Untersuchung am 4. 7. 1962: Seit einem leichten Arbeitsunfall am 19. 6. 1962 zunehmende Schwellung und Schmerzen im Bereich der li. Handwurzel. Bei Dorsalflexion der Hand Einschlafen des Daumens. Nachts hin und wieder Parästhesien in den ersten 3 Fingern.
Lokalbefund: Weichteilschwellung im Bereich des gesamten dorsalen Handwurzelabschnittes einschließlich der Tabatière; deutliche Atrophie des Thenar. Seitliche Bewegungen der Handwurzel endgradig behindert und schmerzhaft. Sensibilität im Bereich des N. medianus nicht auffallend gestört.
Rö.: Zustand nach de Quervainscher Fraktur mit Pseudarthrose des Os naviculare; ausgedehnte arthrotische sowie cystisch-degenerative Veränderungen an den Handwurzelknochen bzw. Gelenkflächen; Arthrosis deformans im distalen Radioulnargelenk (Abb. 23).
Schmerzfeld dorsal: distales Radioulnargelenk; radiokarpaler Gelenkspalt, Os naviculare einschließlich der Tabatière; volar: Os naviculare und Eminentia carpi radialis.
Testausschaltung: 1, 2, 3, 4.
Operation am 5. 7. 1962: Denervation (1, 2, 3, 4, 6, 7). Dekompression des Nervus medianus.
Nachuntersuchung am 17. 4. 1963: Pat. ist völlig schmerzfrei, auch bei Schwerarbeit. Mißempfindungen an den Fingern werden nicht geklagt. Besserung der groben Kraft. Nur hin und wieder geringe Weichteilschwellung über dem Kahnbein. Trägt einfache Stützmanschette für das Handgelenk. Lokalbefund: Linkshänder; li. Hand sehr stark beschwielt. Konturen der Handwurzel ganz leicht verstrichen. Palpations- und Belastungsschmerz nicht mehr nachweisbar. Grobe Kraft seitengleich. Knirschen im Radiokarpalgelenk. Dorsal- und Volarflexion um $1/3$ eingeschränkt. Abduktionsbewegungen nur endgradig behindert. Distales Radioulnar-

gelenk völlig frei. Nervus medianus motorisch und sensibel o. B., Narben reizlos. Rö.: unveränderter Befund (Abb. 23).
Ergebnis: Nach Denervation völlig beschwerdefrei. Distales Radioulnargelenk frei.

N 4: 69jähr. Tüncher, der 1941 auf die re. Hand fiel. Diagnose: Navicularefraktur. Therapie: Gipsverband für „einige Zeit". 1943 Becksche Bohrung, anschließend wiederum Gipsverbände.
Untersuchung am 4. 5. 1959: Weitgehende Versteifung der re. Handwurzel seit der Operation. Seit Jahren starke Schmerzhaftigkeit der noch möglichen Bewegungen. Nachlassen der groben Kraft.
Lokalbefund: 2 parallel verlaufende, längsgerichtete, reizlose Narben im dorsoradialen Abschnitt der Handwurzel. Grobe Kraft gegenüber li. deutlich herabgesetzt. Dorsal- und Volarflexion insgesamt 10°, Ausmaß der Abduktionsbewegungen insgesamt 20°. Konturen im Bereich der Tabatière gering verstrichen. Die einzelnen noch möglichen Bewegungen sind sehr schmerzhaft.
Rö.: Navicularepseudarthrose re. im mittleren Drittel mit arthrotischen Veränderungen im Radio- und Interkarpalgelenk; cystisch-degenerative Veränderungen im Bereich des Proc. styloideus radii und an fast allen Handwurzelknochen.
Schmerzfeld: Dorsoradialer Abschnitt des Carpus, bis in Höhe des Os capitatum und lunatum; Tabatière, volare Kahnbeingegend und radiokarpaler Gelenkspalt.
Testausschaltung: 1, 2, 3, 4.
Operation am 6. 5. 1959: Denervation (1, 2, 3, 4).
Nachuntersuchung am 17. 4. 1963: Nach Anstrengungen Anschwellen des Handrückens. Grobe Kraft und Beweglichkeit unverändert. Bei Bewegungen seien noch leichte Schmerzen vorhanden, insbesondere bei Belastung der Hand. Lokalbefund: Narben reizlos, keine Weichteilschwellung. Deutliche Umlaufstörungen beiderseits. Beweglichkeit in der Handwurzel praktisch unverändert. Bei allen Bewegungen erfolgt eine leichte Schmerzäußerung dorsal über den Basen des Os metacarpale II und III. Druckempfindlichkeit über der Spitze des Speichengriffelfortsatzes, dorsal über den Basen des II. bis IV. Mittelhandknochens sowie über dem Os capitatum. Rö.: unveränderter Befund.
Ergsbnis: Besserung nach Denervation (nach Angaben des Pat. eindeutige Besserung der Schmerzen).

N 5: 62jähr. Hilfsarbeiter, der 1929 auf die re. Hand stürzte. Diagnose: Vorderarmbruch. Therapie: Gipsbehandlung.
Untersuchung am 23. 10. 1959: Seit ½ Jahr zunehmend stärker werdende Schmerzen im re. Handgelenk und Einschränkung der Beweglichkeit. Könnte jetzt mit der Hand überhaupt nichts mehr tun.
Lokalbefund: Dorsal- und Volarflexion um ²/₃, Abduktionsbewegungen um je ½ eingeschränkt. Sämtliche Bewegungen sind sehr schmerzhaft. Grobe Kraft sehr stark herabgesetzt.
Rö.: Navicularepseudarthrose re. im proximalen Drittel mit arthrotischen Veränderungen im Radiokarpalgelenk. Deformierung des Proc. styloideus radii.
Schmerzfeld: Dorsoradialer Abschnitt des Carpus bis in Höhe des Os lunatum und Os capitatum; Tabatière, Volarseite des Os naviculare, Eminentia carpi radialis, radiocarpaler Gelenkspalt dorsal und ventral.
Testausschaltung: 1, 2, 3, 4. Danach verbleibt noch eine geringe Druckempfindlichkeit an der Eminentia carpi radialis.
Operation am 29. 10. 1959: Denervation (1, 2, 3, 4).
Nachuntersuchung am 20. 4. 1963: Pat. arbeitet als Landwirt und ist seit der Operation völlig beschwerdefrei. Auch die Beweglichkeit sowie die grobe Kraft hätten sich inzwischen gebessert. Lokalbefund: Narben reizlos, keine Weichteilschwellung; über dem Kahnbein ist deutliches Reiben wahrnehmbar. Ulnarabduktion um ½ eingeschränkt, übrige Bewegungsqualitäten nur noch endgradig behindert. Sämtliche Bewegungen sind aktiv und passiv schmerzfrei. Grobe Kraft sehr gut. Kein Palpationsschmerz vorhanden. Distales Radioulnargelenk frei.
Ergebnis: Nach Denervation völlig beschwerdefrei. Deutliche Besserung der Beweglichkeit und der groben Kraft.

N 6: 56jähr. Kesselwärter, der am 14. 9. 1958 mit dem Fahrrad stürzte. Diagnose: Rippen- und Schulterblattfrakturen li.; Navicularefraktur li. (wahrscheinlich älteren Datums). Therapie: zirkulärer Vorderarmgips für 8 Wochen. Lagerung im Bett.
Untersuchung am 8. 1. 1959: Seit Entfernung des Gipses zunehmend stärker werdende Beschwerden im li. Handgelenk mit völliger Kraftlosigkeit. Trotz Verordnung einer Stützmanschette nicht schmerzfrei.
Lokalbefund: Ausgedehnte Weichteilschwellung im Bereich der li. Handwurzel. Sämtliche Bewegungen sind um etwa ⅓ eingeschränkt und äußerst schmerzhaft. Grobe Kraft sehr stark herabgesetzt. Leichte Umlaufstörungen. Unfallunabhängig besteht ein schweres Cervicalsyndrom mit Schultersteife und brachialgieformen Beschwerden li.
Rö.: Navicularepseudarthrose li. mit ausgeprägter Arthrosis deformans im Radiokarpalgelenk.
Schmerzfeld: Dorsoradiale Hälfte des Carpus, Druckempfindlichkeit über dem angrenzenden Abschnitt des Os triquetrum und hamatum, Tabatière, Eminentia carpi radialis und proximal hiervon; maximaler Druckschmerz dorsal über dem Radiokarpalgelenk und dem Os naviculare.
Testausschaltung: 1, 3, 4. („2" übersehen, da „4" zuerst ausgeschaltet wurde). Bemerkung: Schmerzfrei, „aber es ist noch nicht so wie an der anderen Hand".
Operation am 30. 1. 1959: Denervation (1, 3, 4).

Nachuntersuchung am 19. 9. 1961: Ruheschmerzen seit der Operation nicht mehr vorhanden. Auch seien die Schmerzen im alten Verletzungsbereich nicht mehr so stark wie früher. An der Außenseite der Handwurzel (Ulnarseite) seien sie dagegen unverändert. Die Bewegungen wären immer noch ewas schmerzhaft. Lokalbefund: Druckschmerz im Bereich des Radiokarpalgelenkes und des proximalen Abschnittes der Tabatière eindeutig gebessert, sonst keine Änderung des präoperativen Befundes. Rö.: unveränderter Befund.
Ergebnis: Besserung des Zustandes durch Denervation.

N 7: 22jähr. Wicklerin, die am 15. 10. 1958 mit ihrem Fahrrad stürzte. 3 Monate später Auftreten von Schmerzen, die sich allmählich verstärkten. Zunächst keine ärztliche Behandlung. Diagnose: Navicularepseudarthrose li. Therapie: Spanplastik (14. 5. 1959).
Untersuchung am 12. 4. 1960: Trotz der Operation bestünden ständig stechende Schmerzen in der Handwurzel. Deutliche Arbeitsbehinderung infolge stärkerer Bewegungseinschränkung und Schmerzen.
Lokalbefund: Alte, reizlose Narbe im Bereich der Tabatière. Weichteilkonturen hier leicht verstrichen. Dorsalflexion um 20° möglich, Volarflexion aufgehoben. Die Abduktionsbewegungen sind sehr schmerzhaft. Grobe Kraft herabgesetzt.
Rö.: Pseudarthrose durchgebaut, proximaler Abschnitt noch sklerosiert; Arthrosis deformans im Bereich des Radiokarpalgelenkes und des Os naviculare.
Schmerzfeld: Dorsoradialer Abschnitt der gesamten Handwurzel einschließlich des Os lunatum und capitatum, Tabatière und nach volar anschließender radiocarpaler Gelenkspalt und Navicularegegend.
Testausschaltung: 1, 2, 3, 4, 8.
Operation am 13. 4. 1960: Denervation (1, 2, 3, 4, 8).

1. Nachuntersuchung am 25. 10. 1960: Leichter Druckschmerz über dem Proc. styloideus radii und knapp distal davon. Schmerzfreiheit nach Novocainblockade des Ramus superficialis ni. radialis. Da der Haut-Subcutis-Mantel bei der ersten Operation wahrscheinlich nicht genügend weit nach distal abgelöst wurde, wird dieser Operationsakt heute nochmals wiederholt.

2. Nachuntersuchung am 12. 10. 1962: Seit dem letzten Eingriff hätten sich die Schmerzen, die Beweglichkeit und die grobe Kraft wesentlich gebessert. Lokalbefund: Narben reizlos, keine Weichteilschwellung. Leichter Druckschmerz in einem bohnengroßen Bezirk über der Spitze des Proc. styloideus radii und dem 2. Strecksehnenscheidenfach. Ansonsten ist die Handwurzel schmerzfrei. Dorsalflexion um knapp ⅓, Volarflexion um ⅔ behindert. Die Abduktionsbewegungen sind um ½ eingeschränkt. Bei kräftiger passiver Dorsal- und Volarflexion werden

leichte Schmerzen im obengenannten Bezirk angegeben; grobe Kraft gut, gegenüber re. etwas herabgesetzt. Patientin arbeitet in ihrem alten Beruf.
Ergebnis: Zustand durch Denervation in 2 Sitzungen wesentlich gebessert. Besserung der Beweglichkeit und der groben Kraft.

N 8: 55jähr. Landwirt, dem 1957 ein schwerer Baumstamm auf die li. Hand fiel. Diagnose: Prellung der li. Hand. Therapie: feuchte Umschläge, Schienenverband.
Untersuchung am 26. 1. 1960: Seit über 3 Jahren zunehmende Schmerzen im li. Handgelenk. Nachlassen der groben Kraft. Arbeitsbehinderung.
Lokalbefund: Geringgradige Weichteilschwellung dorsoradial im Bereich der li. Handwurzel. Volar- und Dorsalflexion um $2/3$, Abduktionsbewegungen um knapp $1/3$ eingeschränkt. Alle Bewegungen sind schmerzhaft. Grobe Kraft herabgesetzt.
Rö.: Navicularepseudarthrose li. am Übergang zum proximalen Drittel mit stärkerer Verschiebung der Fragmente; deutliche Arthrosis deformans im Radiokarpalgelenk mit Deformierung des Proc. styloideus radii.
Schmerzfeld: Dorsoradialer Abschnitt des Carpus; radiokarpaler Gelenkspalt; Tabatière; Ventralseite des Os naviculare und radiokarpaler Gelenkspalt. Eminentia carpi radialis frei.
Testausschaltung: 1, 2, 3, 4. Danach verbleibt noch eine Druckempfindlichkeit in einem erbsgroßen Bezirk über der Spitze des Proc. styloideus radii.
Operation am 28. 1. 1960: Denervation (1, 2, 3, 4).
Nachuntersuchung am 19. 4. 1963: Pat. ist seit der Operation schmerzfrei und froh, daß er jetzt die große Stützmanschette nicht mehr tragen muß. Lokalbefund: Weichteilschwellung und Palpationsschmerz nicht mehr nachweisbar. Distales Radioulnargelenk schmerzfrei. Volarflexion um $1/2$ eingeschränkt, alle übrigen Bewegungsqualitäten sind nur endgradig behindert. Alle Bewegungen sind aktiv wie auch passiv schmerzfrei. Rö.: Keine wesentliche Befundänderung.
Ergebnis: Nach Denervation völlig schmerzfrei. Besserung der Beweglichkeit und der groben Kraft.

N 9: 36jähr. Kraftfahrer, der am 23. 7. 1960 beim Abspringen von einem Auto auf beide Hände stürzte. Diagnose: Navicularefraktur li. Behandlung auswärts: Ruhigstellung im Gipsverband für 10 Wochen. Spanplastik am 12. 1. 1961.
Untersuchung am 12. 7. 1961: Seit der Operation bestünden sehr starke Schmerzen sowie eine Bewegungseinschränkung im li. Handwurzelbereich. Grobe Kraft stark vermindert.
Lokalbefund: Deutliche Weichteilminderung im li. Vorderarm- und Handbereich. Dorsalflexion um gut $1/2$ eingeschränkt, Volarflexion aufgehoben; Abduktionsbewegungen deutlich eingeschränkt. Sämtliche Bewegungen sind sehr schmerzhaft.
Rö.: Navicularepseudarthrose li. im proximalen Drittel mit Nekrose des proximalen Fragmentes und deutlicher Stufenbildung; Verdacht auf beginnende arthrotische Veränderungen im Radiokarpalgelenk.
Schmerzfeld: dorsal, radial und volar über dem radiokarpalen Gelenkspalt sowie im gesamten Bereich des Os naviculare mit Maximum in der Tabatière.
Testausschaltung: 1, 2, 3, 4, 6.
Operation am 13. 7. 1961: Denervation (1, 2, 3, 4, 6); Matti-Plastik mit volarem Zugangsweg.
Nachuntersuchung am 19. 4. 1963: Bei Witterungswechsel Ziehen in der li. Ellenbeuge, sonst völlig beschwerdefrei. Pat. trägt eine einfache Stützmanschette. Lokalbefund: Wunden reizlos, li. Hand insgesamt noch verschmächtigt, keine Weichteilschwellung. Leichte Hypästhesie im Bereich des N. dig. communis dorsalis I; Handwurzel palpatorisch völlig schmerzfrei. Dorsalflexion um $1/3$, Ventralflexion um $2/3$, Abduktionsbewegungen nur endgradig behindert; sämtliche Bewegungen sind schmerzfrei. Grobe Kraft gut. Im proximalen Bereich der Tabatière ist etwas Reiben wahrnehmbar.
Rö.-Befund: vom 17. 1. 1963: Pseudarthrose unter Deformierung und Sklerose des proximalen Abschnittes ausgeheilt. Arthrosis deformans des Radiokarpalgelenkes.
Ergebnis: Nach Denervation und Matti-Plastik völlig schmerzfrei. Besserung der Beweglichkeit und der groben Kraft.

N 10: 34jähr. Verputzer, der vor 16 Jahren auf die li. Hand stürzte und seither von Zeit zu Zeit über Schmerzen im Handgelenk klagt.
Untersuchung am 16. 11. 1961: Seit einer Bagatellverletzung vor 3 Wochen sehr starke Schmerzen, Schwellung und Bewegungsunfähigkeit im li. Handgelenk.
Lokalbefund: Geringe Weichteilschwellung. Dorsalflexion um $1/2$, Volarflexion um $1/4$ eingeschränkt, Radialabduktion aufgehoben. Ulnarabduktion um $1/3$ eingeschränkt. Sämtliche Bewegungen sind äußerst schmerzhaft; Fehlen der groben Kraft.
Rö.: Navicularepseudarthrose li. im mittleren Drittel mit Sklerose und deutlicher Deformierung des proximalen Fragmentes; Arthrosis deformans im Radiokarpalgelenk mit Ausziehung an der Spitze des Proc. styloideus radii (Abb. 21).
Schmerzfeld: Dorsoradialer Abschnitt des Carpus einschließlich des Os lunatum und Os capitatum, nach distal bis zum I. und II. Intermetakarpalgelenk reichend; Tabatière; radiokarpaler Gelenkspalt dorsal und ventral.
Testausschaltung: 1, 2, 3, 4, 6.
Operation am 18. 11. 1961: Denervation (1, 2, 3, 4, 6).
Nachuntersuchung am 19. 4. 1963: Pat. ist seit der Operation schmerzfrei und arbeitet ohne Stützmanschette in seinem alten Beruf. Lokalbefund: Narben reizlos, leichte Weichteilschwellung im dorsoradialen Bereich der Handwurzel; diese ist palpatorisch und funktionell völlig schmerzfrei; grobe Kraft seitengleich; Dorsalflexion frei. Volarflexion um $1/3$, Abduktionsbewegungen nur endgradig eingeschränkt. Rö.: Keine wesentliche Befundänderung (Abb. 21).
Ergebnis: Nach Denervation völlig beschwerdefrei. Deutliche Besserung der Beweglichkeit und der groben Kraft.

N 11: 52jähr. Weinbaumeister, der 1941 im Feld einen Kahnbeinbruch li. erlitt. Therapie: mehrwöchige Ruhigstellung mit zirkulären Vorderarmgipsverbänden, danach angeblich beschwerdefrei.
Untersuchung am 27. 11. 1961: Vor 3 Monaten bei schwerer Arbeit mit der li. Hand vergriffen. Seither starke Schmerzen, Bewegungseinschränkung und Schwellung im Bereich des li. Handwurzelabschnittes.
Lokalbefund: Leichte Weichteilschwellung über dem dorsalen und radialen Kahnbeingebiet. Sämtliche Bewegungen im Handgelenk sind endgradig eingeschränkt, sehr schmerzhaft und kraftlos. Schmerzäußerung im distalen Radioulnargelenk bei passiv, unter Kompression durchgeführten Umwendbewegungen. Durch Palpation kann deutliches Knirschen und Knacken im Bereich des Os naviculare festgestellt werden.
Rö.: Navicularepseudarthrose li. im mittleren Drittel mit Sklerose des proximalen und distalen Fragmentes; hochgradige Arthrosis deformans des Radio- und Intercarpalgelenkes sowie des II. und III. Intermetakarpalgelenkes; große arthrotische Ausziehung im Spitzenbereich des Proc. styloideus radii.
Schmerzfeld: Dorsalseite des distalen Radioulnargelenkes; Radiokarpalgelenk im dorsalen, radialen und volaren Bereich; dorsale und radiale Gegend des Os naviculare, angrenzende Gelenkabschnitte und I. Intermetakarpalgelenk.
Testausschaltung: 1, 2, 3, 4.
Operation am 30. 11. 1961: Denervation (1, 2, 3, 4, 6, 7, 8).
Nachuntersuchung am 14. 12. 1962 (Begutachtung): Völlige Schmerzfreiheit seit der am 30. 11. 1961 durchgeführten Operation. Auch bei stärkerer Belastung keinerlei Beschwerden. Keine Wetterempfindlichkeit. Besserung der groben Kraft. Lokalbefund: Weichteile unauffällig; Operationsnarben völlig reizlos; Handgelenksbeweglichkeit gegenüber dem Aufnahmebefund unverändert; sämtliche Bewegungen sind jedoch aktiv wie auch passiv völlig schmerzfrei. Durch Palpation kann man unverändert Knirschen und Knacken im Kahnbeingebiet feststellen. Grobe Kraft seitengleich. Keine Erwerbsminderung. Rö.: unveränderter Befund.
Ergebnis: Nach Denervation völlig schmerzfrei. Normalisierung der groben Kraft.

N 12: 52jähr. Schlosser, der nie ernstlich krank war. Unfallereignis nicht bekannt.
Untersuchung am 22. 3. 1962: Seit einem Sturz auf die re. Hand vor 3 Wochen schmerzhafte Bewegungseinschränkung im Bereich der Handwurzel, Weichteilschwellung, mangelnder Faustschluß und Fehlen der groben Kraft.

Lokalbefund: Deutliche Weichteilschwellung und erhebliche, sehr schmerzhafte Bewegungseinschränkung im Bereich der Handwurzel. Faustschlußdefizit von je 1 cm. Grobe Kraft sehr stark herabgesetzt.
Rö.: Navicularepseudarthrose re. im proximalen Drittel mit schwerer Arthrosis deformans im Bereich des Radiokarpalgelenkes; das proximale Kahnbeinfragment ist sklerotisch und verschoben. Deformierung des Mondbeines.
Schmerzfeld: Gesamter dorsoradialer Abschnitt des Carpus, Tabatière, volare Kahnbeingegend; dorsaler und ventraler Abschnitt des radiokarpalen Gelenkes; Dorsalseite des I., II. und III. Intermetakarpalgelenkes.
Testausschaltung: 1, 2, 3, 4, 6, 7, 8.
Operation am 23. 3. 1962: Denervation (1, 2, 3, 4, 6, 7, 8).
Nachuntersuchung am 19. 4. 1963: Pat. ist seit der Operation völlig schmerzfrei, auch bei Schwerstarbeit mit dem Vorschlaghammer. Seit etwa 6 Monaten wurde die Hand etwas steifer. Nach starker Belastung Auftreten einer Weichteilschwellung im Handwurzelbereich. Die früher verordnete Handgelenksstützmanschette wurde seit der Operation nicht mehr getragen. Lokalbefund: Narben reizlos. Weichteilschwellung im dorsoradialen Abschnitt der Handwurzel und der Tabatière; die Handwurzel ist palpatorisch und funktionell schmerzfrei. Dorsalflexion um 10°, Volarflexion um 20° möglich. Die Abduktionsbewegungen betragen zusammen 30°. Grobe Kraft seitengleich. Faustschluß vollständig. Distales Radioulnargelenk frei. Rö.: im wesentlichen unveränderter Befund.
Ergebnis: Nach Denervation völlig schmerzfrei. Normalisierung der groben Kraft und des Faustschlusses.

N 13: 28jähr. Schmied, der sich 1953 durch Sturz auf die li. Hand eine Navicularefraktur zuzog. Therapie: mehrwöchige Ruhigstellung im zirkulären Gipsverband. Erneuter Sturz auf die verletzte Hand am 8. 11. 1960 sowie am 24. 1. 1961.
Untersuchung am 8. 2. 1961: Seit dem letzten Unfall starke Schmerzen im Bereich der li. Handwurzel und Nachlassen der groben Kraft.
Lokalbefund: Sämtliche Bewegungen sind endgradig schmerzhaft eingeschränkt, besonders stark die Dorsalflexion. Geringe Weichteilschwellung über der Kahnbeingegend. Grobe Kraft gegenüber re. herabgesetzt.
Rö.: Navicularepseudarthrose li. im mittleren Drittel; leichte arthrotische Veränderungen im Radiokarpalgelenk sowie im Gelenk zwischen Kahn- und Mondbein (Abb. 22).
Schmerzfeld: Radiovolarer Abschnitt des radiokarpalen Gelenkspaltes sowie des Os naviculare; Maximum im Bereich der Tabatière.
Testausschaltung: 3, 4.
Operation am 10. 2. 1961: Denervation (3, 4, 6); zentrale Spanung des Os naviculare.
Nachuntersuchung am 18. 4. 1963: Pat. ist seit der Operation völlig beschwerdefrei. Lokalbefund: Narbe reizlos. Handwurzel palpatorisch und funktionell völlig schmerzfrei. Dorsal- und Volarflexion um je knapp $\frac{1}{3}$ eingeschränkt. Abduktionsbewegungen frei. Grobe Kraft seitengleich. Rö.: Pseudarthrose völlig durchgebaut, sonst im wesentlichen unveränderter Befund (Abb. 22).
Ergebnis: Nach Denervation und zentraler Spanung völlig beschwerdefrei. Normalisierung der groben Kraft.

N 14: 26jähr. Landwirt, der im März 1958 auf die li. dorsalflektierte Hand fiel. Diagnose: Kahnbeinfraktur; konservative Behandlung auswärts.
Untersuchung am 14. 12. 1961: Seit Entfernung des Gipses Schmerzen in der li. Handwurzel, vor allem nach Belastung. Zunahme der Beschwerden in letzter Zeit. Könnte jetzt mit der li. Hand als Landwirt überhaupt nichts mehr tun.
Lokalbefund: Erhebliche schmerzhafte Einschränkung der Dorsalflexion und Radialabduktion. Deutliche Schmerzäußerung beim kräftigen Zufassen, Herabsetzung der groben Kraft.
Rö.: Navicularepseudarthrose li. im mittleren Drittel mit Verdacht auf beginnende arthrotische Veränderungen an der dorsalen Radiuskonsole.
Schmerzfeld: Dorsalseite des Radiokarpalgelenkes und des Os naviculare, einschließlich seiner Radial- und Ventralseite.

Testausschaltung: 1, 3, 4.
Operation am 15. 12. 1961: Denervation (1, 2, 3, 4, 6) und zentrale Spanung.
Nachuntersuchung am 18. 4. 1963: Durch die Operation sei es zu einer wesentlichen Besserung des Zustandes gekommen. Lokalbefund: Dorsal- und Volarflexion um ½ eingeschränkt, Abduktionsbewegungen endgradig behindert; keine Weichteilschwellung; grobe Kraft gut. Druckempfindlichkeit volar über dem Tuberculum ossis navicularis. Sonst ist im Bereich der Handwurzel kein Druckschmerz nachweisbar. Bei kräftigen, ruckartig, passiv durchgeführten Bewegungen erfolgt eine leichte Schmerzäußerung an der Spitze des Proc. styloideus radii. Rö.: Knöcherner Durchbau der Pseudarthrose, ansonsten unveränderter Befund.
Ergebnis: Nach Denervation und zentraler Spanung wesentliche Besserung des Befundes. Normalisierung der groben Kraft.

N 15: 27jähr. Schlosser, der am 17. 2. 1959 auf die li. Hand fiel. Diagnose: zunächst Distorsion der Handwurzel, später Navicularefraktur. Behandlung: Rehbeingips.
Untersuchung am 15. 5. 1959: Es wird im wesentlichen über eine schmerzhafte Einschränkung der Handgelenksbeweglichkeit geklagt. Fehlen der groben Kraft.
Lokalbefund: Volarflexion um gut ⅔, Dorsalflexion und Ulnarabduktion endgradig behindert, Radialabduktion um ½ eingeschränkt. Sämtliche Bewegungen sind sehr schmerzhaft. Grobe Kraft herabgesetzt.
Rö.: Zustand nach Navicularefraktur im proximalen Drittel, beginnende Pseudarthrosenbildung, geringe Stufenbildung.
Schmerzfeld: Gesamte Kahnbeingegend mit Maximum im Bereich der Tabatière.
Testausschaltung: 1, 3, 4.
Bemerkung: Weitere Therapie wird abgelehnt.

N 16: 28jähr. Maurer, dem am 26. 11. 1957 ein schweres Rundholz auf das re. Handgelenk fiel. Diagnose: nicht bekannt. Therapie: zirkulärer Vorderarmgips für 10 Wochen.
Untersuchung am 28. 7. 1959: Seit Wiederaufnahme der Arbeit Schmerzen in der re. Kahnbeingegend, vor allem bei anstrengender Arbeit.
Lokalbefund: Keine Weichteilschwellung, Dorsal-, Volar- und Ulnarflexion endgradig etwas schmerzhaft, aber nicht wesentlich eingeschränkt. Grobe Kraft herabgesetzt.
Rö.: Navicularepseudarthrose re. im mittleren Drittel mit beginnender Arthrosis deformans im Radiokarpalgelenk.
Schmerzfeld: Dorsoradialer Abschnitt des Radiokarpalgelenkes und proximaler Bereich der Tabatière.
Testausschaltung: 1, 3, 4.
Bemerkung: Operation abgelehnt.

N 17: 32jähr. Schiffbauer, der sich am 16. 7. 1951 bei einem Sturz mit dem Fahrrad eine Navicularefraktur re. zuzog. Trotz mehrmonatiger Ruhigstellung mit zirkulären Gipsverbänden Ausbildung einer Pseudarthrose. 1957 Spanplastik.
Untersuchung im Oktober 1959: Seit etwa 1 Jahr wird über zunehmend stärker werdende Schmerzen in der re. Handwurzel geklagt.
Lokalbefund: Reizlose, längsverlaufende Operationsnarbe in der Tabatière, keine Weichteilschwellung, grobe Kraft gut. Dorsal- und Volarflexion sowie Ulnarabduktion um die Hälfte eingeschränkt und endgradig schmerzhaft. Radialabduktion endgradig behindert und ebenfalls schmerzhaft.
Rö.: Zustand nach Spanung einer Navicularefraktur re. im mittleren Drittel; knöcherne Konsolidierung. Beginnende Arthrosis deformans im Radiokarpalgelenk, insbesondere an der Spitze des Proc. styloideus radii.
Schmerzfeld: Dorsoradialer Abschnitt des Carpus, Tabatière, volare Seite frei.
Testausschaltung: 1, 2, 3, 4.
Bemerkung: Denervation abgelehnt.

N 18: 52jähr. Arbeiter, der sich vor 23 Jahren durch Sturz auf die li. Hand eine typische Radius- und Navicularefraktur zuzog. Behandlung: konservativ, anschließend Schienenhülsenapparat für mehrere Jahre.

Untersuchung am 7. 1. 1960: Seit einer Verstauchung der li. Hand im August letzten Jahres bestünden Schmerzen und Weichteilschwellung im Bereich der Handwurzel.

Lokalbefund: Leichte Weichteilschwellung im dorsoradialen Abschnitt der Handwurzel. Alle Bewegungsqualitäten sind endgradig etwas eingeschränkt und schmerzhaft. Beim kräftigen Zufassen Schmerzäußerung in der Kahnbeingegend. Grobe Kraft nicht beeinträchtigt.

Rö.: Navicularepseudarthrose li. mit sehr starker Randsklerosierung und breiter Spaltbildung. Zustand nach typischer Radiusfraktur, mäßig starke Fehlstellung; arthrotische Veränderungen im Radiokarpalgelenk, cystische Aufhellung im Os lunatum und im Proc. styloideus ulnae.

Schmerzfeld: Spitze des Proc. styloideus radii und anschließender Abschnitt der Tabatière.

Testausschaltung: 3, 4.

Bemerkung: Denervation abgelehnt.

N 19: 25jähr. Maurer, der am 1. 1. 1960 ausrutschte und auf die li. Hand fiel. Ein früheres Trauma ist nicht bekannt.

Untersuchung am 15. 1. 1960: Seit dem Unfall sehr starke Schmerzen und Bewegungseinschränkung im li. Handgelenk.

Lokalbefund: Weichteilschwellung im dorsalen Handwurzelabschnitt. Sämtliche Bewegungen sind endgradig behindert und schmerzhaft. Grobe Kraft herabgesetzt.

Rö.: Navicularepseudarthrose li. im mittleren Drittel, beginnende Arthrosis deformans im Radiocarpalgelenk.

Schmerzfeld: Dorsaler und radialer Bereich des radiokarpalen Gelenkspaltes und des Os naviculare.

Testausschaltung: 1, 3, 4.

Bemerkung: Denervation abgelehnt.

N 20: 44jähr. Straßenarbeiter, der am 9. 12. 1958 auf die li. Hand fiel. Diagnose: Distorsion der li. Handwurzel bei bereits bestehender Navicularepseudarthrose mit starken arthrotischen Veränderungen. Therapie: ruhigstellende Verbände, antiphlogistische Maßnahmen.

Untersuchung am 4. 4. 1961: Pat. klagt seit dem Unfall über Schmerzen, Schwellung und Bewegungseinschränkung der li. Handwurzel sowie über Kraftlosigkeit in der Hand.

Lokalbefund: Geringe Weichteilschwellung im Bereich der Tabatière; starke Einschränkung der Radialabduktion und Volarflexion. Dorsalflexion und Ulnarabduktion nur endgradig behindert. Sämtliche Bewegungen sind aktiv wie auch passiv schmerzhaft; grobe Kraft herabgesetzt.

Rö.: Navicularepseudarthrose li. im proximalen Drittel mit nekrotischem Zerfall des proximalen Fragmentes, schwerste arthrotische Veränderungen im Radiokarpalgelenk mit einer sehr langen arthrotischen Ausziehung (etwa 1 cm!) des Proc. styloideus radii.

Schmerzfeld: Dorsoradialer Abschnitt der Handwurzel und Tabatière, dorsal und radial über dem Radiokarpalgelenk.

Testausschaltung: 1, 2, 3, 4.

Bemerkung: Denervation abgelehnt.

N 21: 61jähr. Steuermann, der 1951 auf dem Schiff ausrutschte und sich die re. Hand verletzte. Diagnose: Kahnbeinbruch. Therapie: mehrmonatige Behandlung mit zirkulären Gipsverbänden.

Untersuchung am 19. 7. 1961: Seit mehreren Jahren zunehmende Verschlechterung der Bewegung im re. Handgelenk, Nachlassen der groben Kraft, Schwellungsneigung und Auftreten von Schmerzen in der Handwurzel.

Lokalbefund: Weichteilschwellung im dorsoradialen Abschnitt des Carpus; Dorsalflexion um ½ eingeschränkt; Ulnarabduktion endgradig behindert, Radialabduktion um die Hälfte eingeschränkt. Sämtliche Bewegungen sind deutlich schmerzhaft. Dabei ist palpatorisch Knacken wahrnehmbar.

Rö.: Zustand nach Navicularefraktur re. mit Deformierung des Knochens im proximalen Abschnitt. Arthrosis deformans im Radiokarpalgelenk. Verknöcherung dorsal des Os lunatum und des Radiusrandgebietes.

Schmerzfeld: Dorsoradialer und anschließender mittlerer Abschnitt des Carpus, Tabatière, Volarseite des Os naviculare, Maximum im Bereich des radiokarpalen Gelenkspaltes.

Testausschaltung: 1, 2, 3, 4.

Bemerkung: Denervation abgelehnt.

5. Verletzungen von Langfingermittelgelenken (Nr. D 1—D 4)

D 1: 20jähr. Angestellter, der sich am 17. 12. 1961 durch einen Sturz auf die re. Hand den Mittelfinger verletzte. Diagnose: schwere Distorsion des Mittelfingermittelgelenkes und erhebliche Läsion des radialen Kollateralbandapparates. Therapie: konservativ.

Untersuchung am 12. 3. 1962: Trotz 3monatiger Behandlung sei das Mittelgelenk immer noch sehr schmerzhaft und der Finger deshalb nicht brauchbar.

Lokalbefund: Gelenk noch spindelförmig verdickt; radialer Seitenbandapparat instabil und äußerst druckschmerzhaft, die übrige Gelenkregion ist druckempfindlich; das Gelenk ist bei geringster Belastung schmerzhaft. Beweglichkeit von 170 bis 100°.

Rö.: o. B.

Operation am 13. 3. 1962: Denervation.

1. Nachuntersuchung: Bei Wiederaufnahme der Arbeit am 28. 3. 1962 Gelenk völlig schmerzfrei, Seitenbandapparat ohne Beschwerden belastungsfähig, Gelenk noch verdickt, Beweglichkeit noch deutlich eingeschränkt.

2. Nachuntersuchung: Wegen Ableistung des Wehrdienstes nicht möglich. Nach Angaben der Mutter (21. 4. 1963) sei das Gelenk jedoch bisher schmerzfrei geblieben; auch hätte sich inzwischen die Beweglichkeit wesentlich gebessert, allerdings sei das Gelenk immer noch etwas verdickt.

Ergebnis: Nach Denervation schmerzfrei.

D 2: 27jähr. Elektriker, der sich am 21. 1. 1962 bei einem Fußballspiel einen Gelenkbruch am re. Ringfinger zuzog. Behandlung durch den Hausarzt: Gipsverband für 4 Wochen.

Untersuchung am 5. 3. 1962: Seit Entfernung des Gipses sei der verletzte Finger im Mittelgelenk versteift und sehr schmerzhaft.

Lokalbefund: Spindelförmige Verdickung des Mittelgelenkes; es besteht eine sehr schmerzhafte Wackelsteife bei etwa 150°; das Gelenk ist allseits druckschmerzhaft, Seitenbandapparat bds. etwas instabil und sehr schmerzhaft; beim Faustschluß kann die Fingerbeere bis auf 4 cm an den proximalen Hohlhandabschnitt herangeführt werden. Übrige Fingergelenke weitgehend frei.

Rö.: Zustand nach Knochenverletzung an der Basis des Mittelgliedes (Meißelfraktur im volaren Bereich) mit erheblicher Dislokation und Deformierung verheilt; Subluxationsstellung im Gelenk. Geringe arthrotische Veränderungen.

Operation am 24. 3. 1962: Denervation.

Nachuntersuchung am 20. 4. 1963: Pat. ist seit der Operation schmerzfrei; auch die Beweglichkeit im Gelenk hätte sich wesentlich gebessert. Lokalbefund: Gelenk noch etwas verdickt, jedoch nicht mehr druckschmerzhaft; Beweglichkeit von 160 bis 120°, völlig schmerzfrei. Seitenbandapparat bds. gering instabil, ebenfalls nicht schmerzhaft. Bei der Streckung kann der Finger durch Hyperextension im Grundgelenk in die Ebene der anderen Finger gebracht werden, beim Faustschluß berührt er eben den proximalen Thenarabschnitt.
Ergebnis: Nach Denervation völlig schmerzfrei, deutliche Besserung der Beweglichkeit (Rö.: Abb. 24).

D 3: 52jähr. Landwirtin, die sich 1952 bei einem landwirtschaftlichen Unfall ihren li. Mittelfinger verrenkte. Behandlung durch den Hausarzt.
Untersuchung am 26. 3. 1962: Seit dem Unfall allmählich zunehmende Schmerzen im li. Mittelfinger. Pat. wüßte jetzt nicht mehr, wo sie die Hand hinlegen soll.
Lokalbefund: Mittelgelenk spindelförmig verdickt, mit geringer Fehlstellung nach ulnar; Gelenk diffus druckschmerzhaft, insbesondere im Bereich der Seitenbänder; diese sind etwas instabil und schon bei geringer Belastung schmerzhaft. Beweglichkeit von 160 bis 120°, aktiv wie auch passiv sehr schmerzhaft; Faustschlußdefizit von 4 cm.
Rö.: Subluxationsstellung im Mittelgelenk des li. Mittelfingers mit stärkeren arthrotischen Veränderungen; starke Verschmälerung des Gelenkspaltes.
Operation am 27. 3. 1962: Denervation.
Nachuntersuchung am 21. 3. 1963: „Die Schmerzen sind weg". Pat. kann alle landw. Arbeiten verrichten, lediglich beim Melken würde die verletzte Hand etwas eher ermüden. Lokalbefund: Gelenk deutlich verdickt, geringfügige Achsenknickung nach ulnar. Das Gelenk ist weder palpatorisch noch funktionell schmerzhaft. Seitenbandapparat bds. etwas instabil, aber nicht schmerzhaft. Beweglichkeit von 135 bis 80° frei. Auch passiv durchgeführte Bewegungen sind nicht schmerzhaft. Grobe Kraft gut. Beim Faustschluß berührt die Fingerbeere sicher den Daumenballen.
Rö.: Umschriebene Verkalkung in den Weichteilen an der Ulnarseite der Trochlea. Sonst im wesentlichen unveränderter Befund (Abb. 25).
Ergebnis: Nach Denervation völlig schmerzfrei, deutliche Besserung des Gebrauchswertes.

D 4: 31jähr. Landwirtin, die Ende Oktober 1962 mit dem re. Mittelfinger in eine Sämaschine geriet und sich dabei eine Luxationsfraktur im Mittelgelenk zuzog. Konservative Behandlung in einem auswärtigen Krankenhaus.
Untersuchung am 18. 1. 1963: Seit Entfernung des Gipses sei der Finger steif, im verletzten Gelenk äußerst schmerzhaft und wegen der fehlenden Beugefähigkeit nicht mehr einsatzfähig.
Lokalbefund: Mittelgelenk spindelförmig verdickt; schmerzhafte Wackelsteife in Streckstellung bei etwa 170°. Gelenk diffus druckschmerzhaft, Seitenbandapparat bds. instabil und schmerzhaft. Der Finger wird funktionell in keiner Weise eingesetzt.
Rö.: Zustand nach Luxationsfraktur im Mittelgelenk. Heraussprengung eines großen schalenförmigen Fragmentes aus der radialen Hälfte der Trochlea und Verlagerung nach dorsal. Im seitlichen Strahlengang zeigt sich außerdem eine hochgradige Deformierung der Trochlea sowie der Basis des Mittelgliedes; Subluxationsstellung des letzteren um einige Millimeter nach dorsal, Gelenkspalt weitgehend aufgebraucht.
Operation am 19. 1. 1963: Gelenkrevision von dorsoradial; Reposition erst nach Entfernung des großen schalenförmigen Fragmentes sowie mehrerer kleiner Knorpelstücke möglich. Danach liegt praktisch ein Zustand nach Gelenkresektion vor; nur ein kleiner Abschnitt der Trochlea im ulnaren Bereich ist noch von Knorpel bedeckt. Da die Pat. eine sofortige Versteifung des Gelenkes ablehnt, wird der Eingriff mit einer Denervation beendet. Ruhigstellung des im Mittelgelenk um 80° gebeugten Fingers.
Nachuntersuchung am 22. 4. 1963: Gelenk in Funktionsstellung, noch geschwollen, schmerzhafte Wackelsteife. Arthrodese vorgesehen.
Ergebnis: Nach Gelenkrevision und Denervation kein Erfolg.

D. Zum Problem der Lunatummalacie, der Navicularefraktur und -pseudarthrose sowie der Arthrosis deformans der Handwurzel

Im Rahmen der einleitend aufgeworfenen Fragestellungen waren vornehmlich zwei Krankheitsbilder von Interesse und wurden daher in den Mittelpunkt unserer Untersuchungen gestellt. Es handelt sich dabei um die Lunatummalacie und die Navicularefraktur bzw. -pseudarthrose. Entscheidend für diese Wahl war nicht nur die große praktische Bedeutung, die den Mond- und Kahnbeinveränderungen unter den verschiedenen schmerzhaften Handgelenkaffektionen zukommt, sondern auch die Schwierigkeit ihrer therapeutischen Beeinflussung, vor allem in den durch das Auftreten der Sekundärarthrose gekennzeichneten Spätstadien.

Bevor wir mit der Diskussion unserer Ergebnisse beginnen, erscheint es daher zweckmäßig, an Hand der Literatur zunächst einen Überblick über das Problem der Lunatummalacie und der Navicularefraktur zu geben und anschließend auf die Arthrosis deformans der Handwurzel einzugehen.

I. Die Lunatummalacie und ihre Behandlung

Die „Lunatummalacie" wird heute als Osteonekrose unter die große Gruppe der aseptischen Knorpel-Knochen-Nekrosen eingereiht, die sich bekanntlich überall da abspielen, wo bestimmte Teile bzw. Abschnitte des Skeletsystems statisch und dynamisch besonders exponiert sind. Die verschiedenen Lokalisationen lassen weiter auf ein Mißverhältnis zwischen Belastung und Belastbarkeit des Knochens schließen. Als Folge hiervon kommt es zu aseptischer Nekrose und gestörter Knochenregeneration. Diese Merkmale sind allen Krankheitsbildern der aseptischen Knochennekrosen gemeinsam.

Den ersten Hinweis auf eine Erkrankung des Os lunatum verdanken wir BEISTE aus dem Jahre 1843 (zit. nach POLCHAU). Weitere Beschreibungen pathologischer Befunde (Epilunatum, Hypolunatum, Lunatum bipartitum bzw. partitum oder „isolierte Entartung des Mondbeines mit Zerfall desselben") stammen nach KIENBÖCKs Angaben von BLAU, DESTOT, EBERMAYER, GRASHEY, GROSS, GRUBER, HIRSCH, LILIENFELD, OBERST, PFITZNER, TURNER, VOLLRATH, WITTEK und WOLFF, die die genannten Veränderungen entweder als Varietäten der Handwurzel auffaßten oder aber, soweit es sich bereits um röntgenologische Beobachtungen handelte, ursprünglich auf ein Trauma zurückführten. Der Deutung der Mondbeinveränderungen als primäre Fraktur bzw. als Kompressionsbruch trat dann der Wiener Röntgenologe R. KIENBÖCK entgegen, der im Jahre 1910 in einer grundlegenden Arbeit „Über traumatische Malacie des Mondbeines und ihre Folgezustände" nicht nur die verschiedenen pathologischen Mondbeinveränderungen beschrieb, sondern gleichzeitig auch eine charakteristische Schilderung der Anamnese, der subjektiven Beschwerden sowie des klinischen Befundes gab. Als Ursache der Malacie nahm KIENBÖCK eine Ernährungsstörung durch Zerreißung des gefäßführenden Bandapparates an, und zwar als Folge einer traumatisch bedingten „perilunären Dorsalluxation der Hand von momentaner Dauer". Die Ernährungsstörung führt dann zur Malacie, der Ursache einer pathologischen Lunatumfraktur bei sekundärem Trauma. Für die aetiologische Bedeutung einer primären Kompressionsfraktur (EBERMEYER, VON GAZA, KAPPIS, PERSSON, WITTEK u. a.) hingegen sprach sich KIENBÖCK nur dann aus, falls für das Zustandekommen derselben eine übermäßige Gewalteinwirkung bewiesen werden könnte.

Durch KIENBÖCK in den Mittelpunkt des Interesses gerückt, stellte die Lunatummalacie von da ab das Thema zahlreicher Veröffentlichungen im in- und ausländischen Schrifttum dar, wobei es vor allem um die Frage der Aetiologie und Pathogenese ging. Die verschiedensten Ansichten wurden geäußert, die sich heute zurückblickend etwa in 3 Hauptgruppen zusammenfassen lassen.

Die Mehrzahl der Autoren führt die pathologischen Veränderungen des Os lunatum auf ein primäres Trauma zurück (BAUM, CORDES, VON GAZA, KAPPIS, NAGURA u. a.), wobei die sich sekundär entwickelnde Nekrose als Ursache der erhöhten Brüchigkeit des Knochens angesehen wird. Das primäre Trauma kann dabei eine einmalige oder chronische Gewalteinwirkung, und zwar direkter oder indirekter Art sein. Als Verletzungsfolgen werden Spongiosafissuren, Frakturen in Gestalt eines subchondralen Einbruches, Quer- und die sehr seltenen Impressionsfrakturen, perilunäre Dorsalluxationen der Hand, interkarpale Luxationsfrakturen usw. beschrieben. W. MÜLLER war es dann, der 1920 erstmals den Begriff des „chronischen Traumas" prägte und damit auf die Malacie als einen Materialschaden bei Dauerbelastung, der sog. „professionellen" Form der Erkrankung, aufmerksam machte. Diese wesentliche Erkenntnis konnte inzwischen in zahlreichen Publikationen an Hand der Untersuchungsergebnisse bei bestimmten schwer-arbeitenden Berufsgruppen nachgeprüft werden. Es sind hier vor allem die Arbeiten von BÜRKLE DE LA CAMP, KÖSTLER, LAARMANN, MORDEJA, ROSTOCK und WETTE zu nennen. MÜLLER unterschied ferner auf Grund zweier Fälle, bei denen sich eine Verkürzung der Ulna gegenüber dem Radius fand, eine „anatomische" Form der Lunatummalacie und erkannte damit eigentlich als erster die Bedeutung der heute unter dem Begriff der Hulténschen Minusvariante bekannten Anomalie; schließlich noch eine sog. traumatische Form, wobei durch das einmalige Trauma eine kleine primäre Laesion des Knochens gesetzt wird, was jedoch nicht gleichbedeutend mit einer primären Kompressionsfraktur ist.

Demgegenüber vertrat AXHAUSEN die Ansicht, daß die Veränderungen am Lunatum primär durch eine blande verlaufende mykotische Embolie bedingt seien und widersprach dem Malaciebegriff KIENBÖCKs, indem er die Folge des Infarktes als Nekrose beschrieb. Dabei lehnte er das Trauma, etwa die Zerreißung der Gefäße und die damit verbundene Ernährungsstörung als Primärfaktor keineswegs grundsätzlich ab, nur billigte er ihm nicht die absolute Bedeutung zu, wie etwa KAPPIS. Trotz des fehlenden histologischen Nachweises einer derartigen Embolie fand diese Theorie zunächst viel Beachtung, wurde aber dann durch die Ergebnisse von CORDES, FRANK, KÖSTLER, LAARMANN, NAGURA, REHBEIN u. a. widerlegt.

Nicht unwidersprochen blieb auch die alleinige Bedeutung des Traumas in seiner ursächlichen Beziehung zur Lunatummalacie. Es fiel nämlich auf, daß die sog. aseptischen Knorpelknochennekrosen relativ seltene Krankheitserscheinungen darstellen. Es lag daher der Gedanke einer konstitutionellen Praedisposition als ausschlaggebender Faktor nahe, wie er von SONNTAG, als einem der ersten geäußert wurde. Er sprach von einem „Mißverhältnis zwischen Beruf und Konstitution", ohne jedoch auf das Anomale dieser Konstitution genauer einzugehen. Einen ersten sicheren Hinweis für das Vorliegen eines praedisponierenden Faktors stellen die vereinzelten in der Literatur beschriebenen Fälle doppelseitiger Lunatummalacie dar (BRUCHHOLZ, FISCHER, NAGURA, RINGSTED, WETTE, WODARZ u. a.). Besonders instruktiv ist in dieser Hinsicht der Bericht von RINGSTED über das doppelseitige Vorkommen der Erkrankung bei 2 Brüdern. 1928 machte dann HULTEN auf die anatomischen Besonderheiten der gegenüber dem Radius unterschiedlichen Länge der Ulna aufmerksam und prägte die heute allgemein bekannten Begriffe der Plus-, Null- und Minusvariante. Im Fall der Lunatummalacie fand er eine auffallende Häufung der Minusvariante und sah in ihr ein wesentliches aetiologisches Moment. Zu ähnlichen Ergebnissen kamen auch JOECK, WETTE und MAU. FRANK hingegen stellte die Berücksichtigung der Minusvariante bei vermehrter funktioneller Belastung in Frage, während PUFF sie lediglich als einen Nebenbefund wertete. Als zweites praedisponierendes Moment für die Entstehung einer Lunatummalacie kann der von SCHNEK beschriebene Konsolenradius gelten, dessen Wirkungsmechanismus im gewissen Sinne der Hulténschen Minusvariante entspricht. Ferner wurden im Schrifttum Veränderungen im Vitaminhaushalt (SCHNEIDER) sowie endokrine Funktionsstörungen (FISCHER) als konstitutionelle Indisposition diskutiert.

Von Bedeutung für das Zustandekommen einer Lunatummalacie ist ferner die besondere Art der Gefäßversorgung sowie die topographisch-funktionelle Stellung des Mondbeines im Bereich der Handwurzel.

Die periostbedeckten Flächen der Dorsal- und Volarseite des Mondbeines sind von einer Faserknorpelschicht unterfüttert, die nur feineren Gefäßen den Durchtritt in das Knocheninnere gestattet. Trotzdem ist die Gefäßversorgung aber keineswegs so schlecht ausgebildet, wie zunächst angenommen wurde. So fand CORDES als erster von dorsal in der Regel 1 bis 4 und von ventral 2 bis 4 Gefäße eintreten, die miteinander anastomosieren. Durch ihre konzentrierte Anordnung in einem schmalen Bezirk des dorsalen und ventralen Hornes ist die Gefäßversorgung, wie wir noch sehen werden, jedoch in besonderem Maße Störungen ausgesetzt.

Das Mondbein funktioniert in der proximalen Karpalknochenreihe als sog. Schlußstein und ist dadurch in ganz besonderem Maße Druckbelastungen ausgesetzt (CORDES), wodurch das strukturelle Bild der Knochenspongiosa charakteristisch geformt wird. Dies gilt vornehmlich für den proximalen Abschnitt des Lunatums, wo sich auch oft die ersten Veränderungen einer Malacie abzeichnen.

Röntgenologisch läßt die Erkrankung des Mondbeines 4 Stadien unterscheiden (AXHAUSEN). Zu Beginn finden sich bei klinisch oft nicht zu erklärenden subjektiven Beschwerden im Röntgenbild entweder gar keine Veränderungen oder nur unsichere Befunde in Form leichter Trübungen und Verdichtungen der Knochenstruktur. Diese Veränderungen sind im 2. Stadium deutlicher zu erkennen, und zwar finden sich wolkige Trübungen neben teilweiser Aufhellung oder Verdichtung der Spongiosa. Im 3. Stadium kommt es zur proximo-distalen Kompression, so daß das Lunatum in der ap-Aufnahme wurstförmig erscheint (WITTEK). Das sog. Spätstadium schließlich ist durch das Auftreten von arthrotischen Veränderungen, meist beginnend im Radiokarpalgelenk, gekennzeichnet.

Histologische Untersuchungen versuchten die röntgenologisch sichtbaren Veränderungen pathomorphologisch zu untermauern und zu erklären. So faßte BAUM das Bild einer Lunatummalacie als pseudarthrotische Heilung einer Fraktur auf, die zur Entstehung einer „Arthritis deformans" führt, HÜHNE dagegen als Folge eines „arthritischen" Prozesses. Die von GUYE untersuchten Malacien zeigten eine zentrale Nekrose, umgeben von einer Art demarkierender Entzündung mit starker Kalkeinlagerung. KAPPIS sah eine Nekrose der Spongiosa und des Markes, wobei nur schmälere Randbezirke ausgenommen waren. Auch AXHAUSEN fand eine ausgedehnte Nekrose und sah in ihr den Beginn der pathomorphologischen Veränderungen, nicht traumatisch verursacht (BAUM, KAPPIS, NAGURA usw.), sondern als Folge einer mykotischen Embolie. Weitere Untersuchungsergebnisse stammen von CORDES, NAGURA, REHBEIN, RÜTTNER u. a. CORDES z. B. fand bei der histologischen Untersuchung von 8 Lunatummalacien einen subchondralen Ringbruch, als dessen Ursache er eine Kompression des Knochens in proximo-distaler Richtung ansah und dessen wesentliche Folge, die Unterbrechung der Gefäße, zu der oft zu beobachtenden zentralen Nekrose des Kahnbeines führe. Nach Ansicht von NAGURA sei dies aber immer noch kein hinreichender Erklärungsversuch für die Entstehung einer ausgedehnten Nekrose, ebensowenig wie die von BAUM, KAPPIS u. a. gemachten Ausführungen. Auch durch einen Zustand besonderer Weichheit und Sprödigkeit des Knochens (W. MÜLLER), durch „spontane" aseptische Knochennekrose (AXHAUSEN), irgendeinen konstitutionellen Faktur (SONNTAG u. a.), durch chemische Stoffwechselstörungen (BLOCK) und physikalische Veränderungen der Knocheneigenschaften (GÖCKE) sowie durch angeborene Anomalien (HULTÉN) ließe sich die Pathologie der Lunatummalacie nicht gut erklären. NAGURA kommt auf Grund tierexperimenteller und histologischer Untersuchungen vielmehr zu dem Schluß, daß der Lunatummalacie und anderen aseptischen Knorpelknochennekrosen ein „abweichender Heilungsprozeß" einer traumatisch ausgelösten subchondralen Kontinuitätstrennung zugrunde liegt. Verantwortlich für diesen Verlauf sei der andauernde, gesteigerte Gebrauch des Handgelenkes, während das auslösende Moment in einer forcierten Stauchung des Gelenkes, besonders bei Dorsalflexion, gesehen wird. Es entsteht zunächst eine subchondrale Spongiosafissur, die durch Auftreten von Knorpelkeimgewebe zur „knorpelkeimgewebigen Abgrenzungszone" wird. Primäre Heilung in diesem Stadium durch enchondrale Ossifikation ist möglich, falls die Hand ruhiggestellt wird. Ansonsten tritt über verschiedene An- und Abbauvorgänge, als „Nagura-Erscheinung" beschrieben, der als Lunatummalacie bekannte Endzustand ein.

Auf die Bedeutung der Handstellung in Dorsalflexion für die Aetiologie der Lunatummalacie hat vorher bereits CORDES aufmerksam gemacht. Später wurde dann diese Arbeitsstellung der Hand von LAARMANN erneut untersucht, insbesondere beim Umgang mit Preßluftwerkzeugen. Injektionsversuche an frisch-amputierten Extremitäten ließen erkennen, daß in dieser Stellung das Mondbein ohne Blutversorgung und der venöse Abfluß gesperrt war. Bei mehrstündiger Preßluftarbeit ergibt sich somit eine Ernährungsstörung, die LAARMANN für das Primäre der Pathogenese der Lunatummalacie erklärte. Die Blockade der Gefäßversorgung und das chronische Trauma sind also die beiden aetiologischen Faktoren einer durch Preßluftarbeit entstandenen Lunatummalacie.

REHBEIN schließlich definiert die Lunatummalacie als einen chronischen Vorgang, der sich über einen längeren Zeitraum erstreckt und dem eine fortlaufende Zerstörung durch eine mechanische Dauerwirkung in Kombination mit Reaktionsvorgängen, die ihrerseits ebenfalls einer ständigen Schädigung ausgesetzt sind, zugrunde liegt. RÜTTNER zeichnet das histologische Bild noch bunter als ein Nebeneinander frischer und alter Frakturen, partieller Bindegewebsvermehrung, perifraktureller Osteolyse und Osteosklerose.

Das Besondere an dieser Krankheit ist also nicht nur die mehr oder minder ausgeprägte subchondrale Nekrose, sondern das gleichzeitige Vorhandensein von Reorganisation des nekrotischen Gewebes, die infolge der weiteren funktionellen Belastung ständig gestört wird. Es finden sich also nebeneinander herlaufend Knochenneubildung und Resorption toten Knochengewebes, wobei das Einsprossen indifferenten Granulationsgewebes vom dorsalen und ventralen Gefäßpol aus typisch ist (AXHAUSEN, CORDES, NAGURA). Damit verbunden ist eine zunehmende Beeinträchtigung der Belastbarkeit des Knochens, so daß es bei entsprechender Druckeinwirkung zu sekundären Einbrüchen der Corticalis und damit zu einer Formänderung des Knochens kommt. Von da ab ist dann das weitere Schicksal der Handwurzel nicht mehr aufzuhalten. Eine Heilung ohne Deformierung ist so gut wie unmöglich. Hieraus resultiert im weiteren Verlauf eine Gefügestörung der Carpalia, die zusammen mit dem deformierten Mondbein die sekundäre Arthrosis deformans verursacht. Hinsichtlich der Frage, auf welchem Wege die erste Schädigung des Os lunatum zustande kommt, ist nach dem bisher Gesagten vor allem das chronische Trauma zu erwähnen, das heute in Form des Preßluftschadens allgemein Anerkennung gefunden hat (BÜRKLE DE LA CAMP, KÖSTLER, LAARMANN, WETTE, ZORN u. a.).

Darüber hinaus kommen aber auch die Folgen eines einmaligen Traumas als Ursache für eine Lunatummalacie in Frage (HÄUPTLI). Die genaue Überprüfung der Literatur ergibt jedenfalls, daß eine Lunatummalacie zwar nicht als unausbleibliche Folge einer Verletzung angesehen wird, im Einzelfall und unter bestimmten Bedingungen jedoch anzuerkennen ist. Trotzdem ist die Beurteilung der Unfallzusammenhangsfrage oftmals sehr unsicher. Letzteres trifft vor allem für die verschiedenen Mondbeinverletzungen (Fissuren, Frakturen, Luxationen, Luxationsfrakturen usw.) dann zu, wenn keine entsprechende Behandlung durchgeführt und damit Ernährungsstörungen und unphysiologischen Belastungen Vorschub geleistet wurde.

Wie schwierig die Beurteilung der aetiologischen Bedeutung selbst eines adaequaten Traumas sein kann, ergibt sich aus den recht unterschiedlichen Literaturangaben über die Häufigkeit der Mondbeinnekrose nach derartigen Verletzungen. So führten nach ZORN die seltenen echten Mondbeinbrüche unter 17 Fällen nicht einmal zur Nekrose, während COHEN unter 57 Frakturen insgesamt 29 Malacien fand. L. BÖHLER hat weder bei frischen, noch bei veralteten Luxationen und Luxationsfrakturen eine Lunatummalacie gesehen. Auch PERSCHL konnte unter 86 verschiedenen Luxationsformen keine einzige Lunatummalacie entdecken. Ebenso lehnt SCHÖNBAUER einen derartigen Folgezustand ab. EDELHOFF erwähnt die Lunatummalacie nach perilunärer Dorsalluxation als äußerst seltenes Ereignis. EUFINGER und LEMPERT schließlich fanden unter 118 Luxationen nur 6 Mondbeinnekrosen.

Ansonsten ist man jedoch bis heute trotz der zahlreichen Bearbeitungen, die dieses Thema bisher in der Literatur gefunden hat, noch zu keiner einheitlichen Auffassung über die Aetiologie gekommen. Die Lunatummalacie stellt demnach in all den Fällen, die ein chronisches bzw. einmaliges adaequates Trauma vermissen lassen, nach wie vor ein ungelöstes Problem dar und bietet damit immer wieder Anlaß zu neuen Erwägungen.

Demgegenüber konnten Pathogenese sowie klinischer und röntgenologischer Verlauf des Leidens inzwischen weitgehend geklärt werden. Unsicherheit herrscht dagegen wiederum in der Frage des therapeutischen Vorgehens.

Entsprechend den jeweils herrschenden Ansichten über Aetiologie und Pathogenese der Lunatummalacie sind die verschiedensten *Behandlungsmöglichkeiten* erdacht, erprobt und befürwortet worden, und zwar versuchte man sowohl auf operativem als auch auf konservativem Wege eine kausale Therapie zu finden. Daß man dabei freilich oft über rein palliative Maßnahmen nicht hinauskam, ist bei der Unsicherheit, die selbst heute noch hinsichtlich der Aetiologie besteht, nicht verwunderlich. Schon bald wurde man auf die ausgesprochen schlechte Heilungstendenz bei ausschließlich konservativer Behandlung aufmerksam und führte diese auf die meist große Ausdehnung der Nekrose zurück, deren Reorganisation auf Grund der besonderen lokalen Verhältnisse (Frakturverlauf, Art der Gefäßversorgung, Haematombildung usw.) an sich schon unter den ungünstigsten Bedingungen erfolgt. Hinzu kommt, daß durch den ständigen Gebrauch der Hand der Heilungsprozeß noch weiter irritiert wird (CORDES).

Unter dem Eindruck dieser Erkenntnis wie auch des streng umschriebenen Charakters der Erkrankung ging man therapeutisch zunächst rein lokal vor. Das erkrankte Mondbein wurde entfernt, und zwar noch vor Beginn der arthrotischen Veränderungen, da man nur hierbei gute Erfolge zu sehen glaubte. Über die häufig geübte Operation, bei der an Stelle des Mondbeines nach dem Vorschlag von v. GAZA ein dem Oberschenkel entnommener Fettlappen eingefügt wurde, haben zahlreiche Autoren, wie AXHAUSEN, BAUM, CAVE, V. GAZA, HULTÉN, KÄSTNER, KIENBÖCK, KONJETZNY, PARTSCH, RINGSTED, ROSTOCK, SONNTAG u. a. berichtet. Die Entfernung des Mondbeines erfolgte zunächst meist von dorsal. Wegen der Schwierigkeiten, von hier aus auch die ventralen Abschnitte des Knochens zu erreichen, meist blieben Stücke des Lunatum zurück (ROSTOCK) oder es fanden sich postoperativ mehr oder minder große, z. T. die Funktion des Handgelenkes erheblich störende Regenerate (DIETERICH), wurde von WIEDHOPF dann im Jahre 1932 der ventrale Zugangsweg beschrieben und von NELL u. a. als der technisch weit günstigere und übersichtlichere Eingriff befürwortet. JAROSCHY dagegen sprach sich für die Kombination beider Zugangswege aus, da nur durch sie die Entfernung des Knochens wirklich garantiert sei, und zwar ohne weitere Schädigung des Gelenkes. Schon bald bemerkte man aber, daß es „trotz" der Exstirpation zu einer Arthrosis deformans kam und wurde auf die Bedeutung des Mondbeines als Platzhalter aufmerksam (KONJETZNY, JIRZIG). Man ließ deshalb bewußt ein Stück des Os lunatum, dessen Entfernung von dorsal offenbar sowieso nur selten in toto gelang (DIETERICH, ROSTOCK), meist im volaren Abschnitt zurück, in der Hoffnung, daß sich hieraus ein genügend großes und funktionstüchtiges Regenerat entwickeln würde (DIETERICH). Im Gegensatz zu GILLESPIE, der noch 1961 über angeblich günstige Ergebnisse nach Lunatumexstirpation berichtete, steht man diesem radikalen Eingriff heute im allgemeinen ablehnend gegenüber (BÖHLER, SCHÖNBAUER u. a.), da die daraus resultierende Gefügestörung noch früher zu einer sekundären Arthrosis führt, es sei denn, daß bei völligem Formverlust des Knochens ein Ersatz desselben durch eine Endoprothese vorgenommen wird. WITT berichtete nach 4jähriger Erfahrung hierüber 1955 erstmals im deutschen Schrifttum und empfahl die zu diesem Zwecke von DANIS angegebene Acryl-Prothese, allerdings mit dem Hinweis, daß bei schwerer Handarthrose auch die operative Versteifung des Gelenkes zu erwägen wäre.

Für LERICHE und FONTAINE war die mit der Lunatummalacie vielfach einhergehende Entkalkung des übrigen Handskeletes Anlaß, an eine trophoangioneurotische Störung zu denken und unter dieser Vorstellung eine periarterielle Sympathektomie durchzuführen. Dadurch konnten die Verff. bei zwei Fällen tatsächlich eine auffallende funktionelle Besserung bei sofortigem Nachlassen der Schmerzen erreichen, während die Veränderungen am Lunatum entweder stationär blieben oder sich nur ganz allmählich veränderten. Auf ähnliche Weise versuchten TAVERNIER und MALLET-GUY die Veränderungen des Mondbeines durch Stellatumblockade zu beeinflussen. Sie sahen bei zwei Fällen eine Besserung nach alleiniger Infiltration des Sympathicus und in einem dritten Fall eine Ausheilung nach Sympathektomie im Axillarisbereich. In allen 3 Fällen kam es zu einer Normalisierung des Kalkgehaltes.

GUILLEMINET und MALLET-GUY berichteten über das gleichseitige Vorkommen einer Lunatummalacie und einer Halsrippe und sprachen sich auf Grund des guten postoperativen Ergebnisses (Entfernung der Halsrippe und Sympathektomie im Bereich der A. subclavia) für einen Kausalzusammenhang aus. Trotzdem hat sich aber die periarterielle Sympathektomie in der Behandlung der Lunatummalacie nicht durchsetzen können.

Eine der bislang erfolgreichsten Methoden ist die sog. *Spongiosaplastik*, die auf die von MATTI im Jahre 1932 gemachten Erfahrungen bei der Verpflanzung von Spongiosa bei gestörter Knochenbruchheilung zurückgeht. Das Verfahren eignet sich insbesondere auch sehr gut zur Plombierung der Lunatumcysten. Auch die von KONJETZNY angegebene dorsale Abdeckelung vermag gute Ergebnisse zu liefern, ebenso die Becksche Bohrung, vor allem in der von SCHNEIDER angegebenen Kombination mit Verpflanzung von Knochenspänen in die Bohrlöcher. Der Erfolg dieser Maßnahmen gründet sich vor allem auf die Tatsache, daß die relativ schwache Regenerationspotenz im Inneren des geschädigten Lunatum durch das von dorsal einwachsende Granulationsgewebe ergänzt wird. Hierfür ist allerdings eine der sehr schlechten Heilungstendenz des Mondbeines entsprechend lange Ruhigstellung erforderlich, über deren Beendigung nur ganz individuell an Hand des röntgenologisch zu überprüfenden Verlaufes entschieden werden kann.

Ein weiterer Behandlungsvorschlag stammt von NORDMANN, der das nekrotische Lunatum excochleierte und anschließend nach dem ursprünglich von OEHLECKER empfohlenen Verfahren mit Gips plombierte. Dieser Gedanke ist von HÄUPTLI wieder aufgegriffen worden, der 1952 über ein gutes Ergebnis bei einer Lunatumcyste berichten konnte.

Eine hinsichtlich der Aetiologie bemerkenswerte Behandlungsmaßnahme stammt von PERSSON, der zum Ausgleich der Minusvariante eine operative Verlängerung der Ulna durchführte.

Schließlich ist noch die von VOGL für die Behandlung von arthrotischen Veränderungen angegebene Excochleation der gelenknahen Skeletabschnitte zu erwähnen. Der Autor berichtete hierüber erstmals in einer 1949 erschienenen Arbeit, teilte 1955 sehr gute Ergebnisse bei 3 Lunatummalacien mit und fügte diesen noch die durchweg guten Erfolge bei insgesamt 11 Handgelenkarthrosen bei. Die günstige Wirkung derartiger Excochleationen konnte jedoch von anderer Seite bisher kaum bestätigt werden. So hat AXHAUSEN in 6 Fällen weder klinisch noch subjektiv eine anhaltende Besserung gesehen.

Unter den *konservativen Behandlungsmaßnahmen* steht heute die entlastende Ruhigstellung des Handgelenkes mit der Handgelenksmanschette nach BÜRKLE DE LA CAMP an erster Stelle, und zwar in Verbindung mit einem Wechsel zu entsprechend leichterer beruflicher Tätigkeit. Gipsverbände mit weitgehender Immobilisierung wie auch Arbeitsunfähigkeit sollen wegen der damit verbundenen Gefahren der trophischen Störungen vermieden werden. Demgegenüber sind Massagen, Wärmeapplikationen und die sog. ,,Gefäßgymnastik" nach FRANK heute so gut wie verlassen.

In der Literatur wird ferner ein Ausgleich des ,,Stoffwechselregulatorendefizits" durch Verabreichung von Vitamin A und D empfohlen (SCHNEIDER). Auch können Röntgenbestrahlungen (POKORNY) und Ultraschallbehandlung unter rein palliativen Gesichtspunkten mit gutem Erfolg eingesetzt werden, insbesondere wenn ein begleitender Reizzustand des Gelenkes bzw. eine Arthrosis deformans vorliegt.

Und wenn all diese Maßnahmen versagen, bietet die Arthrodese der Handwurzel die letzte, freilich drastische und für den Behandler wenig befriedigende endgültige Lösung des Problems, die mit zunehmendem Alter des Pat. wegen der langen Immobilisierungsdauer jedoch das steigende Risiko einer Versteifung der Hand mit allen sich daraus ergebenden Folgen hinsichtlich der Funktion in sich birgt; oder anders ausgedrückt, die Schmerzfreiheit wird im günstigsten Fall durch den vollständigen Verlust der für die Funktion der Hand so wichtigen Beweglichkeit der Handwurzel erkauft, im ungünstigsten Fall muß auch noch mit einem zusätzlichen, von Fall zu Fall unterschiedlichen Funktionsverlust von seiten der Finger gerechnet werden.

II. Die Navicularefraktur und -pseudarthrose und ihre Behandlung

Im letzten Jahrhundert wurden Frakturen des Os naviculare praktisch nur als Folge eines direkten Traumas mit ausgedehnter Weichteilverletzung in Form eines komplizierten Bruches erwähnt. Die isolierte geschlossene Fraktur hingegen, experimentell und den Anatomen damals bereits bekannt, ist klinisch, ebenso wie die pathologischen Veränderungen am Os lunatum, erst durch die Einführung der Röntgenstrahlen in die medizinische Diagnostik sicher faßbar und hinsichtlich des Verlaufes, der Behandlung und der Folgezustände beurteilbar geworden. HIRSCH erwähnt den Lyoner Chirurgen DESTOT, der bereits 1897 als erster über 6 Navicularefrakturen berichtete und auf die große Bedeutung dieser typischen, häufig als Distorsion fehlgedeuteten Fraktur hinwies.

Die Navicularefraktur stellt, wie wir heute wissen, eine relativ häufige Verletzung dar. HIRSCH schätzt, daß etwa 1 bis 2 Frakturen auf 10 Radiusbrüche kommen und gibt die absolute Häufigkeit mit 1 bis 2% an. SCHNEK errechnet hierfür $4^1/_2\%$. Nach BUNNELL soll in der amerikanischen Armee der Kahnbeinbruch sogar häufiger als die typische Radiusfraktur sein.

Das gegenüber allen anderen Carpalia bevorzugte Betroffensein des Os naviculare ergibt sich aus seiner topographisch-funktionellen Stellung (VON LANZ u. WACHSMUTH), der exponierten Lage als ,,Grundknochen des Thenar'' (HIRSCH) sowie aus der Tatsache, daß der vornehmlich länglich gestaltete Knochen im Zentrum eine Einschnürung besitzt, die zudem noch gegenüber dem proximalen und distalen Abschnitt eine Verringerung der endostalen callusbildenden Fläche besitzt (CARSTENSEN, KEICHEL und SCHLÜTER). Über Alters-, Berufs-, Geschlechts- und Seitendisposition berichten HIRSCH, SCHNEK sowie TROJAN und DE MOURGUES.

Aetiologisch liegt der Navicularefraktur meist ein einmaliges indirektes Trauma zugrunde, wobei die Gewalteinwirkung in der Regel die dorsalflektierte Hand trifft; andere Stellungen der Hand, wie etwa beim Faustschluß oder bei Volarflexion, sind dagegen selten. Das einmalige direkte Trauma kann ebenfalls zu einer Fraktur führen, wie etwa beim Einklemmen der Handwurzel in dorso-volarer Richtung (HIRSCH, KRAMER, ROSTOCK, SCHNEK). Schließlich wäre noch das sog. chronische Trauma zu nennen, das mit zunehmender Industrialisierung und Technisierung an Bedeutung gewonnen hat. ROSTOCK berichtete hierüber 1935 aus dem Krankenhaus ,,Bergmannsheil'' und stellte an Hand von 6 Fällen fest, daß die Kraftübertragung bei der Arbeit mit dem Bohrhammer vom Kleinfingerballen in Richtung zur Radiusepiphyse erfolgt. Hierdurch würde aber der distale, über die Radiusgelenkfläche herausstehende Abschnitt des Os naviculare einer ständigen Biegungsbeanspruchung unterliegen, während der proximale Abschnitt zwischen Radius und Os capitatum gut abgesichert sei. Als Folge hiervon käme es ähnlich wie bei der Marschfraktur oder der Looserschen Umbauzone zu einer sog. ,,schleichenden Fraktur''. Nach LAARMANN bildet sich aber zunächst eine Ermüdungscyste aus, die bei Unterbrechung der chronischen Traumatisierung ausheilen kann; andernfalls entwickelt sich aus dem Prozeß über einen Einbruch der Cystenwand eine Ermüdungsfraktur und schließlich die Pseudarthrose. Weitere Mitteilungen über dieses Thema stammen u. a. von ANDREESEN und BÜRKLE DE LA CAMP.

An anatomisch-konstitutionellen Faktoren, die einen Kahnbeinbruch begünstigen können, ist der Schneksche Konsolenradius zu nennen, ferner die Minusvariante des Radius sowie eine Steilstellung des dorsovolaren Neigungswinkels der Radiusgelenkfläche; WELLER und Mitarb. fanden in Bestätigung der Ergebnisse von HERZOG für diese letztgenannten Befunde eine signifikante Häufung bei Kahnbeinfrakturen.

Je nach dem Entstehungsmechanismus unterschied HIRSCH Kompressions- und Biegungsbrüche. Wie SCHNEK jedoch ausführt, ist auf Grund des Frakturmechanismus ein reiner Kompressionsbruch gar nicht möglich, wobei das vermeintliche pathologisch-anatomische Substrat dieser Bruchform, „die intraartikuläre Querfraktur mit zentraler Höhlenbildung", bereits einer sekundären Bruchform entspricht. Viel wichtiger als diese Unterscheidung nach dem Frakturmechanismus, der in zahlreichen Arbeiten zur Genüge beschrieben wurde (HEIM, HIRSCH, JANIK, KRAMER, LILIENFELD, PFAB und SCHOSSERER, ROSTOCK, SCHNEK und WEIL) ist die bereits von HIRSCH getroffene Einteilung nach dem Frakturverlauf, da sich aus ihr in prognostisch-therapeutischer Hinsicht wertvolle Schlüsse ergeben. Danach wird zwischen Frakturen des Kahnbeinhöckers und des Kahnbeinkörpers unterschieden. Die zuerst von HIRSCH beschriebene Fraktur des Tuberculum stellt die seltenere Bruchform dar und kann vom einfachen knöchernen Ausriß des Ligamentum collaterale radiale bis zur völligen Zertrümmerung des Höckers reichen. Es handelt sich dabei um einen rein extraartikulär verlaufenden Bruch mit sehr guter Prognose, der in kürzester Zeit unter konservativer Behandlung zur Ausheilung kommt, im Gegensatz zu dem intraartikulär verlaufenden Bruch des Kahnbeinkörpers, dessen Heilung bekanntlich unter wesentlich ungünstigeren Bedingungen erfolgen. Hier ist u. a. die Tatsache zu erwähnen, daß die interkarpale Gelenkachse bei Vorliegen eines Kahnbeinbruches durch den Frakturspalt verläuft und die dadurch auf die Fraktur einwirkenden Bewegungskräfte sich nur schwer durch eine entsprechende Immobilisierung ausschalten lassen. Dies ist um so bedeutsamer, als ja bereits kleinste Bewegungen zu einer erheblichen Störung der ohnehin so gut wie nur auf endostalem Wege erfolgenden Frakturheilung führen können. Ungünstige Bedingungen ergeben sich ferner aus der Lokalisation der Fraktur. Dies gilt insbesondere für das mittlere Drittel des Kahnbeines, wo nach Ansicht von CARSTENSEN und Mitarbeiter eine Verringerung der endostalen callusbildenden Fläche vorliegt. Relativ ungünstig sind auch Brüche im proximalen Drittel. Nach BÖHLER könnte man hierfür die Tatsache verantwortlich machen, daß das proximale Fragment nur in 30% eine eigene Gefäßversorgung aufweist. Dem stehen jedoch die Ausführungen anderer Autoren, wie CARSTENSEN und Mitarbeiter, HEIM, V. LANZ u. WACHSMUTH, LÜTZELER u. a. entgegen.

Von ganz besonderer Bedeutung ist ferner die Lage der Fakturebene zur Längsachse des Kahnbeines, wie dies bei der Bearbeitung des umfangreichen Krankengutes der Böhlerschen Klinik ergeben hat (TROJAN). Wir unterscheiden demnach den horizontalen Schrägbruch, den Querbruch und den vertikalen Schrägbruch. Die erste Bruchform ist prognostisch am günstigsten zu beurteilen, da hier bei der Ruhigstellung nur Druckkräfte, wie sie ja zur Bruchheilung erforderlich sind, zur Entfaltung kommen können. Der Querbruch ist bereits pseudarthrosegefährdeter, da hier auch Scher- und Kippkräfte wirksam werden. Am ungünstigsten liegen die Verhältnisse beim vertikalen Schrägbruch, der deshalb auch erfahrungsgemäß die längste Immobilisierungsdauer erfordert. Nach TROJAN soll daher diese Bruchform mit dem Faustgipsverband nach REHBEIN behandelt werden. Hinsichtlich des ungünstigen Heilverlaufes ist außerdem in der Literatur wiederholt die Lage der Fraktur in Bezug auf die Anordnung der Gefäßversorgung diskutiert worden (HIRSCH, SCHNEK u. a.).

Die Diagnose einer Kahnbeinfraktur stützt sich zunächst einmal auf die Auswertung der Anamnese, die uns aber oftmals, insbesondere bei veralteten Frakturen und Pseudarthrosen im Stiche lassen kann, zum anderen auf den Lokalbefund. Als Hauptsymptome sind die umschriebene Weichteilschwellung und der heftige, stechende, lokalisierte Druckschmerz im Bereich der Tabatière bestens bekannt. Weiter sind zu erwähnen die schmerzhafte Bewegungseinschränkung, vor allem die Einschränkung der Dorsal- und Radialflexion, der Stauchungsschmerz nach HIRSCH, das Fehlen der Anspannung der Flexor carpi radialis longus-Sehne gegen passiven Widerstand sowie die Schmerzäußerung bei passiv durchgeführten Umwendbewegungen im Handgelenk bei gleichzeitg fixiertem Vorderarm (SCHNEK) und die nur ausnahmsweise nachweisbare Krepitation.

Gesichert wird die Diagnose einer Kahnbeinfraktur allerdings erst durch den Röntgenbefund, was jedoch nicht immer auf Anhieb gelingt. Es mag an dieser Stelle erwähnenswert sein, daß bereits vor 60 Jahren LILIENFELD von der Bestätigung „der alten Erfahrung" sprach, „daß man in zweifelhaften Fällen stets mehrere Aufnahmen in verschiedenen Stellungen machen sollte". Auch war damals die Wichtigkeit von Aufnahmen in Ulnarabduktion bereits bekannt. HIRSCH weist dann auf die Notwendigkeit von Profilaufnahmen und Aufnahmen bei exzentrischer Röhreneinstellung hin. Eine weitgehend sichere Erfassung der Kahnbeinbrüche gelang jedoch erst mit der Einführung der sog. „Kahnbeinserie" durch BÖHLER, für die sich inzwischen auch TROJAN und RUSSE ausgesprochen haben. Lediglich bestimmte Formen des vertikalen Schrägbruches können dabei einmal der Diagnose entgehen. Für diese Fälle kann man sich dann der sog. „Drehserie in starker Supination" bedienen (TROJAN).

Ausgehend von der Meinung, daß bei der Navicularefraktur „offenbar keine Neigung zur knöchernen Vereinigung in den meisten Fällen vorhanden ist, und dies für die Funktion vielleicht gar nicht erwünscht wäre", stellte man um die Jahrhundertwende die Hand nur für wenige Tage in Ulnarabduktion ruhig und sah die vornehmliche Aufgabe darin, durch frühzeitige Massage und Bewegungen Gelenkversteifungen zu verhindern (LILIENFELD). Die nur allzu verständlichen Fehlschläge dieser mobilisierenden Behandlung führten dann zu einer Bevorzugung operativer Maßnahmen, wobei von einer Autorengruppe prinzipiell nur das proximale und von einer anderen nur das distale Fragment entfernt wurde. Da sich die Ergebnisse hierdurch jedoch auch nicht wesentlich besserten, schlug HIRSCH seinerzeit folgende Behandlungsprinzipien vor: „Jeder intraartikuläre Kahnbeinbruch ist prinzipiell zu operieren, er ist ferner frühzeitig primär zu operieren und die Operation hat in der Totalexstirpation des frakturierten Knochens zu bestehen". Obwohl diese radikal-operative Einstellung wie auch die Entfernung eines der beiden Fragmente noch viele Jahre befürwortet und geübt worden sind und sich erst relativ spät die allgemeine Erkenntnis der Spätfolgen dieser Eingriffe (Arthrosis deformans, Manus radioflexa und Kraftlosigkeit) durchgesetzt hat, ist der prinzipiell operativen Behandlung der frischen Kahnbeinfraktur durch KINDL bereits im Jahre 1910 widersprochen worden. Er stützte sich dabei auf die eigenen Resultate konservativen Vorgehens, und wie wir heute wissen, völlig zu Recht. Die inzwischen verflossenen Jahrzehnte, in denen die einschlägige Literatur fast ins Unüberschaubare angewachsen ist, haben wohl Klarheit über die auf prinzipiell konservativem Wege durchzuführende Behandlung der frischen und teilweise auch der veralteten Kahnbeinfrakturen gebracht. Auch bestehen auf Grund anatomischer Untersuchungen, z. B. von FRIEDENBERG, keine Zweifel mehr, daß die optimale Stellung der Knochenfragmente bei einer mittleren Dorsalflexion bei gleichzeitiger leichter Radialabduktion gegeben ist (CAVE u. a.). Diese Stellung ist übrigens bereits von BIZARRO

(1922, zit. nach SCHNEK) verwendet worden; auch hat dieser Autor den Daumen bereits mit in die Verbandsanordnung zur Ausschaltung kleinster Bewegungen einbezogen. L. BÖHLER hingegen spricht sich für eine Ruhigstellung der Hand in der sog. Mittelstellung aus.

Dagegen ist bis heute noch keine Einigkeit über die zweckmäßigste Art der Verbandsanordnung erzielt worden. L. BÖHLER empfahl zunächst die dorsale Gipsschiene und ergänzte sie später ebenfalls durch Einschluß des Daumens, ebenso PFAB und SCHOSSERER. NITSCHE stellte dann auch noch den Zeigefinger mit ruhig, während BÜRKLE DE LA CAMP die Immobilisierung des Zeige- und Mittelfingergrundgliedes forderte. REHBEIN hingegen empfiehlt den Faustgips, d. h. die Ruhigstellung von Daumen und aller Langfinger, ausgehend von der Überlegung, daß es beim Faustschluß der freigelassenen Langfinger automatisch zu einer Mitinnervation der antagonistisch tätigen Handstellmuskeln kommt, wodurch über die Vieleckbeine eine Krafteinwirkung auf das distale Kahnbeinfragment in proximodorsaler Richtung erfolgt; ferner bedingt der Faustschluß gleichzeitig auch eine geringe Ulnarabduktion, was eine radiale Abscherung des distalen Fragmentes zur Folge hat. Die gleichen Überlegungen stellt REHBEIN auch hinsichtlich der Verbandsanordnungen an, bei denen nur die Grundglieder des 2. und 3. Fingers fixiert werden. Er führt mit Recht aus, daß die beiden Finger trotz der teilweisen Fixierung ebenfalls mitgebeugt werden.

Ein weiterer bemerkenswerter Behandlungsvorschlag stammt von VERDAN (persönliche Mitteilung), der zur Ausschaltung der bei Umwendbewegungen auftretenden Bewegungsmomente im Frakturbereich auch das Ellenbogengelenk für 6 Wochen immobilisiert. Durch diese Verbandsanordnung wird aber gleichzeitig auch der bei der Streckung des Ellenbogengelenkes auftretende Zug des M. flexor carpi radialis, der nach RIES auf die Kahnbeinfraktur beunruhigend einwirken soll, aufgehoben. Der Oberarmfaustgips stellt unter diesen Gesichtspunkten eine wertvolle Bereicherung unserer konservativen Behandlungsmöglichkeiten dar.

Auch hinsichtlich der Immobilisierungsdauer haben sich inzwischen Veränderungen ergeben. Sie betrug zunächst 2 bis 3 Wochen und wurde dann von SCHNEK auf 6 bis 8 Wochen ausgedehnt. BÖHLER gibt demgegenüber 6 bis 10 Wochen an, während TROJAN und DE MOURGUES für Frakturen im distalen und mittleren Drittel 6 Wochen und im proximalen Drittel 10 bis 12 Wochen veranschlagen. In gleicher Weise differieren auch die Forderungen über die Fixationszeiten veralteter Frakturen, denen pathologisch-anatomisch eine verzögerte bzw. gestörte Callusbildung zugrunde liegt. Sie bewegen sich nach DÜBEN, JAHNA, KRAMER u. a. zwischen 6 und 12 Monaten. Feste Fixationszeiten lassen sich hier aber auch nicht gut angeben, da hierfür das Alter der Fraktur bei Beginn der Behandlung von ausschlaggebender Bedeutung ist. Man wird also, ebenso wie bei den frischen Frakturen, die Dauer der Ruhigstellung weniger von den mitgeteilten Fixationszeiten als vielmehr vom

Röntgenbefund abhängig machen. Im Gegensatz hierzu sprechen sich bei der Behandlung der veralteten Navicularefrakturen andere Autoren, wie GEISSENDÖRFER, GIESEKING und RIES, für eine operative Therapie aus.

Trotz aller Bemühungen, die Diagnostik weiter auszubauen und der Schwierigkeit einer weitgehenden Immobilisierung der Kahnbeinfragmente durch entsprechende Gipsverbände gerecht zu werden, ist bis heute ein Problem geblieben, nämlich das der Pseudarthrose. Ihre Häufigkeit war in früheren Jahren sehr groß, PFAB und SCHOSSERER haben z. B. noch in $^2/_3$ der Fälle Pseudarthrosen gesehen, und liegt jetzt bei der Behandlung frischer Frakturen zwischen 3 und 4% (KRAMER, BÖHLER). Bei der konservativen Behandlung der veralteten Frakturen ist sie jedoch nach wie vor sehr hoch. TROJAN und JAHNA haben sie in einer 1955 erschienenen Arbeit mit 18% angegeben.

Die *Pseudarthrose* stellt im Gegensatz zum veralteten Kahnbeinbruch einen definitiven, auf konservativem Wege wohl kaum mehr zu beeinflussenden Zustand dar. Als Ursachen der Pseudarthrosen sind bekannt bzw. werden in der Literatur diskutiert:

1. schlechte Blutversorgung (BERGER, BÖHLER, BUNNELL, HUNDEMER, JAHNA, PFAB und SCHOSSERER, SCHNEK, RITTER u. a.) und Fehlen einer ausreichenden periostalen Callusbildung (HUNDEMER); nach Ansicht von CONTZEN, VON LANZ u. WACHSMUTH, LÜTZELER, KRAMER u. a. kann jedoch die Gefäßversorgung nicht für die schlechte Heilungstendenz verantwortlich gemacht werden;

2. Interposition von Bänder- und Kapselabschnitten (HIRSCH, RUSSE);

3. unbemerkte Fraktur infolge Geringfügigkeit des Traumas und Fehlen besonderer Beschwerden;

4. Fehldeutung des klinischen Befundes als Distorsion;

5. Fehldeutung der Fraktur auf Grund des Röntgenbefundes, Verzicht auf Kontrollaufnahmen;

6. mangelhafte bzw. zu kurze Ruhigstellung der Fraktur (BERGER, BURNETT, CONTZEN, REHBEIN, RÜTHER u. a.);

7. ständige Beunruhigung des distalen Kahnbeinfragments durch Zug und Druck des M. flexor carpi radialis (RIES);

8. Regenerationsschwäche der Bruchzone im mittleren Drittel durch Verkleinerung der endostalen callusbildenden Fläche (CARSTENSEN u. Mitarb.).

Zusammenfassend läßt sich auf Grund unserer heutigen Kenntnisse bemerken, daß die Ursachen der gestörten Heilung geschlossener Knochenbrüche nicht so sehr in Besonderheiten der Gefäßversorgung und der Anatomie bestehen, als vielmehr in einer ständigen Störung der zur Knochenbruchheilung erforderlichen ununterbrochenen absoluten Ruhigstellung durch mechanische Momente, und seien sie auch noch so geringfügiger Art. Die Schwierigkeit einer derartigen exakten Ruhigstellung ist aber beim Kahnbeinbruch besonders groß, woraus sich die auffallende Pseudarthrosengefährdung dieses Knochens ergibt.

Während der alte bzw. veraltete Kahnbeinbruch heute im allgemeinen konservativ behandelt wird, stellt die voll ausgebildete Pseudarthrose das Hauptindikationsgebiet operativer Maßnahmen dar (BÖHLER, CONTZEN, RITTER, WACHSMUTH u. a.). Abweichend hiervon sprechen sich nur REHBEIN und DÜBEN auch für eine konservative Behandlungsmöglichkeit aus. Der erste Hinweis auf eine operative Fixation der beiden Kahnbeinfragmente, allerdings bei frischer Fraktur, stammt von LAMBOTTE, während ADAMS und LEONARD als erste eine Pseudarthrose mit Verpflanzung eines Tibiaspanes erfolgreich behandelt haben (zit. nach SCHNEK). Das gebräuchlichste Verfahren zur Behandlung einer Pseudarthrose stellte aber zunächst nach wie vor die Exstirpation entweder des proximalen oder des distalen oder aber beider Fragmente dar, also jenes Verfahren, das von HIRSCH in Form der totalen Exstirpation als praeventive Frühoperation und Primärbehandlung gefordert und dann beim frischen Kahnbeinbruch allmählich durch die Gipsbehandlung verdrängt worden ist. Über die verschiedenen Formen der Exstirpationsbehandlung, ihre Indikation, Durchführung usw. ist von zahlreichen Autoren berichtet worden (BOEREMA, DWYER, HIRSCH, PFAB u. SCHOSSERER, WAGNER). Die Ergebnisse wurden durchweg als gut bezeichnet, bis man schließlich allgemein zu der Feststellung kam, daß der wesentliche Spätschaden einer Pseudarthrose, nämlich die Arthrosis deformans, weder aufgehalten noch verzögert werden kann, sondern eher noch begünstigt wird; von anderen Folgen, wie der Radialabduktion und der Kraftlosigkeit der Hand ganz zu schweigen. Gegen die Entfernung eines der beiden oder aber beider Kahnbeinfragmente haben sich dann auch zahlreiche Stimmen erhoben (BÖHLER, BURNETT, ERLACHER, ERLER, HOFFMEISTER, ROSTOCK u. a.). Die Entfernung des ganzen Kahnbeines hat auch HEIM aus funktionellen Gründen für falsch gehalten.

Ein weiteres Behandlungsverfahren stellt die sog. Becksche Bohrung dar, von SCHNEK bei der Navicularepseudarthrose erstmals angewandt und empfohlen. ERLER, KÖSTLER und POLANO haben sich u. a. hierüber positiv ausgesprochen, während sie von anderen Autoren weniger günstig beurteilt worden ist (RUSSE, TROJAN). BERGER, GEISSENDÖRFER und ÜBERMUTH fixieren die beiden Fragmente mit einem Kirschner-Draht, z. T. in Verbindung mit der Beckschen Bohrung, MCLAUGHLIN mit einer Schraube und GIESEKING mit Hilfe eines Mehrkantnagels.

Eine andere therapeutische Möglichkeit fußt auf der von MATTI angegebenen Spongiosatransplantation bei Pseudarthrosen, über deren gute Resultate auch CONTZEN sowie HUECK und BAUER berichtet haben. Heute wird das Verfahren meist in der Modifikation nach RUSSE und BÜRKLE DE LA CAMP (zit. n. RITTER) angewendet. Schließlich ist noch die Längsaufsplitterung der Kahnbeinfragmente zu nennen (RITTER).

Die auf ADAMS und LEONARD zurückgehende Spanverpflanzung ist in der Folgezeit weiterentwickelt worden, und zwar einmal in Form des offenen Verfahrens, wobei der Span in eine längsverlaufende Einkerbung eingelassen wird (BUNNELL, CAVE, SCHINDLER, WACHSMUTH), zum anderen als geschlossenes Verfahren, der sog. extraartikulären Spanung; hierbei wird das Transplantat in einen in der Längsachse des Knochens gebohrten Kanal eingeschlagen (BUNNELL, BURNETT, CAVE, HUNDEMER, MURRAY, PALMER u. WIDEN, RÜTHER u. a.). Eine Kombination beider Methoden stellt die an der hiesigen Klinik ausgearbeitete „zentrale Spanung im offenen Verfahren" (WILHELM und SPERLING) dar, worauf noch näher einzugehen sein wird. Eine Modifikation der offenen Spanverpflanzung stammt von RIES, der gleichzeitig eine sog. „temporäre" Verlängerungstenotomie der Sehne des M. flexor carpi radialis durchführt, ausgehend von der Vorstellung, daß die über das Tuberculum ossis navicularis ziehende und manchmal auch hier ansetzende Muskelsehne das distale Fragment ständig unter Druck- und Zugeinwirkung hält. Schließlich ist noch die von BARNARD und STUBBINS angegebene Technik der Spanverpflanzung zu erwähnen, wobei das Transplantat bei einer gleichzeitig durchgeführten Styloidektomie gewonnen wird. BUNNELL erwähnt ferner noch eine Methode, bei der die beiden Bruchstücke mit gekreuzten Bohrdrähten oder aber einem kleinen Dreilamellennagel fixiert werden.

Von der Exstirpation der Kahnbeinfragmente, die ja heute nur noch bei ganz kleinem proximalen Fragment (HEIM) vorgenommen wird, abgesehen, haben die geschilderten Operationsverfahren z. T. eine Erweiterung ihrer Indikation insofern erfahren, als besonders erfahrene Chirurgen dazu übergegangen sind, auch veraltete Navicularefrakturen mit ungünstigem Frakturverlauf operativ anzugehen.

Die geschilderten Pseudarthrosenoperationen sind andererseits kontraindiziert, sobald sich klinisch und röntgenologisch sichere Hinweise für das Bestehen einer Arthrosis deformans finden (CONTZEN, KRAMER, TROJAN u.a.). Als reine Palliativmaßnahme kann dann die von SMITH und FRIEDMAN angegebene Styloidektomie angewendet werden. Sie ist jedoch nur bei bestimmten Fällen mit Erfolg durchführbar. Die genannten Autoren konnten damit allerdings nur bei 5 von 13 Handgelenken ein gutes Ergebnis erzielen, während KRÖSL in 50% Schmerzfreiheit fand. Zu günstigeren Ergebnissen kam ERLACHER bei insgesamt 5 Fällen. Vereinzelt ist nach alleiniger Styloidektomie übrigens auch die Ausheilung einer Pseudarthrose beobachtet worden (ERLACHER). Ferner gehört hierher die sogenannte Fettlappeninterposition von BENTZON und RANDLOV-MADSEN. PEREY berichtet 1953 über 17 Handgelenke, die er nach dieser Methode operiert hat. Völlige Beschwerdefreiheit konnte in 10 Fällen erreicht werden. Schließlich kann auch noch der Ersatz des Kahnbeines mit einer Endoprothese aus Vitallium oder Acryl versucht werden (ERLACHER, TROJAN). Dieses Verfahren scheint jedoch im Augenblick noch im Stadium der Erprobung zu stehen.

Der Wert der palliativen Operationsmaßnahmen wird jedoch durch das Bestehen von ausgesprochenen Kontraindikationen erheblich gemindert. Hier ist vor allem die ausgeprägte Arthrose der Handwurzel und die völlig lockere Pseudarthrose mit breitem Pseudarthrosenspalt zu nennen. Für das Gelingen der Fettlappeninterposition ist auch noch die Ernährung der beiden Fragmente eine wesentliche Vorbedingung.

Für die Behandlung der schmerzhaften Arthrose bleibt dann nur noch die vorübergehende Immobilisierung mit lokalen antiphlogistischen Maßnahmen, die medikamentöse Behandlung mit Cortison, Irgapyrin o. ä., die lokale Injektionsbehandlung, die Neurotherapie, ferner die Röntgenbestrahlung und Ultraschallbehandlung und schließlich noch die Versorgung mit einer Handgelenksstützmanschette mit Daumenschlaufe, noch besser aber mit der Manschette nach BÜRKLE DE LA CAMP. Sehr oft werden aber Stützmanschetten beiseite gelegt, weil bereits ihr Druck ständig Schmerzen verursacht und die erhöhte Transpiration im Bereich der bedeckten Hautflächen zu unangenehmen Nebenerscheinungen, wie Ekzembildung, führen kann. Bei bestimmten Berufsgruppen, wie z. B. bei Straßen- und Bauarbeitern, wird ferner das Eindringen von kleinen Fremdkörpern zwischen Haut und Manschette als störend empfunden. Als ultimum refugium bleibt dann nur noch die Arthrodese der Handwurzel.

III. Zum Problem der Arthrosis deformans

Nach DEBRUNNER unterscheiden wir heute primäre und sekundäre Formen der Arthrosis deformans, die beide durch die Funktion des Gelenkes wesentlich beeinflußt werden (HACKENBROCH). Erstere stellen entweder einen direkten Überlastungsschaden dar, dergestalt, daß die normale Leistungsfähigkeit eines Gelenkes durch Überbeanspruchung geschädigt wird, oder aber einen indirekten Schaden, wobei das in seiner normalen Funktion herabgesetzte Gelenk der normalen Beanspruchung nicht mehr gewachsen ist.

Die sekundären Formen hingegen können sich einmal auf der Basis einer Entwicklungsstörung des Gelenkes, zum anderen auf einer erworbenen Gelenkdeformierung entwickeln. Nun weist HACKENBROCH in seinem Handbuchbeitrag über „Degenerative Gelenkerkrankungen" mit Recht darauf hin, daß eine derartige Unterscheidung der Arthrosen heute nicht mehr notwendig ist, da die verschiedenen Schädigungen der Gewebe wie auch die Veränderungen der Gelenkform als Praearthrosen gewertet werden können, so daß letztlich jede Arthrose als sekundär anzusehen ist. Trotzdem sei aber für unsere Zwecke an der genannten Unterscheidung festgehalten, da sich auf diese Weise die posttraumatische Arthrose am besten als „Sekundärform" definieren läßt, was nicht zuletzt im Hinblick auf die Unfallbegutachtung zweckmäßig und vorteilhaft erscheint. Auch wird damit den aetiologischen Besonderheiten Rechnung getragen, ebenso der großen klinischen Bedeutung, die diese Arthroseform heute erlangt hat. Entscheidend für ihr Zustandekommen ist der durch das Trauma bedingte Grad und die Ausdehnung der mechanischen Funktionsbehinderung und der trophischen Störungen. Eine Beeinträchtigung der Gelenkfunktion kann darüber hinaus auch noch durch einen nekrotischen Gelenkabschnitt, insbesondere nach Lösung aus dem Verband, entstehen und zur Arthrose führen.

Hierher gehören alle degenerativen Gelenkerkrankungen, wie sie sich nach typischen Radiusfrakturen, vor allem mit intraartikulärem Frakturverlauf, den verschiedensten Brüchen, Luxationen und Luxationsfrakturen im Handwurzelbereich sowie nach posttraumatischen Malacien entwickeln. Als wesentlicher praearthrotischer Faktor müssen ferner bestimmte Verlaufsformen der Sudeckschen Dystrophie gewertet werden, bei denen es infolge der Durchblutungsstörungen zur Knorpelatrophie kommt, aus der schließlich eine Arthrose entstehen kann (HACKENBROCH; COTTA und MITTELMEIER).

Besonders eindrucksvoll läßt sich die Entwicklung einer Handgelenkarthrose im Verlaufe einer Lunatummalacie und einer Navicularepseudarthrose studieren.

Trotz Vorliegens eines mehr oder minder ausgeprägten „malacischen Prozesses" fehlt meist eine wesentliche Störung der Funktion der Handwurzel, aber nur so lange, als die äußere Form des Os lunatum bestehen bleibt. Dabei ist zu erwähnen, daß das in seiner Belastbarkeit geschwächte Spongiosagerüst durch den wesentlich elastischeren Knorpel zunächst noch einen gewissen Schutz vor Stoß- und Druckwirkung erfahren kann (HACKENBROCH). Erst der Formverlust des Mondbeines, d. h. das Zusammensintern in proximodistaler Richtung leitet die Katastrophe ein. Plötzlich auftretende Schmerzen mit Schwellung im dorsalen Bereich der Handwurzel und die schmerzhafte Einschränkung, vor allem der Volar- und Dorsalflexion, sind die alarmierenden Zeichen für den Betroffenen, wobei sich vorausgegangene, nur wenige Tage anhaltende Beschwerden, gefolgt von einem „freien Intervall" (BLENCKE, CORDES, KAPPIS, KONJETZNY u. a.), anamnestisch nicht immer feststellen lassen. Für das Handgelenk selbst bedeutet der Formverlust des Mondbeines eine erhebliche Störung der Mechanik, in deren Verlauf es zu einer Gefügestörung mit Fehlbelastung kommt. Das Startzeichen für die sekundäre Arthrosis deformans ist damit gegeben, was durch den fortdauernden Gebrauch der Hand noch begünstigt wird. Aus den gleichen Gründen führt auch die Exstirpation des Mondbeines, früher als die Methode der Wahl angesehen, zwangsläufig zur Arthrose. Durch das Fehlen des Platzhalters zwischen Radiusgelenkfläche und Capitatum wird dieses allmählich nach proximal verschoben, während das Os naviculare neben einer gewissen Drehung des distalen Abschnittes nach volar etwas nach ulnar gleitet (RINGSTED). Es resultiert hieraus eine Gelenkachsenverschiebung, aus der sich die sog. Praearthrose (HACKENBROCH) und schließlich die ausgebildete Arthrose entwickelt.

Mit dem Eintritt der Lunatummalacie in das 3. Stadium erkennt man eine Höhenzunahme des Knochens in dorso-volarer Richtung. Bei gleichzeitiger Verringerung des Abstandes zwischen Os capitatum und der Radiusgelenkfläche führt dann das ständige Vorbeigleiten des dorsalen und volaren Mondbeinhornes bei Dorsal- und Volarflexion zu einer Überlastung der gegenüberliegenden dorsalen und volaren Randgebiete der Radiusgelenkfläche. Hier zeigen sich dann die ersten arthrotischen Veränderungen, gefolgt von einer Verschmälerung des Gelenkspaltes infolge Knorpelschwundes. Dadurch ist das subchondrale Spongiosagerüst vermehrt Druck- und Stoßbelastungen ausgesetzt und reagiert von sich aus mit entsprechenden Ab- und Umbauvorgängen. Der gleiche Prozeß spielt sich auch an den Karpalknochen ab, wo es von seiten der schmalen Periostbezirke auch zu Osteophytenbildung und bei deren Ablösung, etwa durch ein kleines Trauma, zu freien Gelenkkörpern kommen kann. Der Endzustand ist ein mehr oder minder in seiner Beweglichkeit schmerzhaft eingeschränktes Handgelenk mit ,,arthrotischer Weichteilschwellung", von Fall zu Fall wechselnder Ausdehnung eines durch Palpation abgrenzbaren Schmerzgebietes, Nachlassen der groben Kraft und Reiben, Knirschen sowie Knacken im Gelenk. Schließlich kann es als Folge des arthrotischen Prozesses unter Vermittlung einer chronischen Tendovaginitis auch noch zu der bekannten Komplikation der Medianuskompression kommen.

Auch die nach einer Verletzung des Kahnbeines sich entwickelnde Arthrosis deformans stellt die Folge einer funktionellen Störung dar. Sie kann bei Ausheilung einer Fraktur durch eine zurückbleibende Stufenbildung, insbesondere an der konvexen, den radiokarpalen Gelenkspalt begrenzenden Seite, bedingt sein. So fand TROJAN in 11% leichte Arthrosen am Proc. styl. radii und am Os naviculare. Praktisch von wesentlich größerer Bedeutung ist jedoch die Arthrosis deformans, die sich im Rahmen der pseudarthrotischen ,,Ausheilung" einer Kahnbeinfraktur entwickelt. Ursächlich kommen hier mehrere Faktoren in Frage. In erster Linie ist die durch den Fraktur- bzw. Pseudarthrosenspalt gestörte Gelenkkongruenz zu nennen, wodurch das Radiokarpalgelenk sowie das interkarpale Gelenk in Mitleidenschaft gezogen werden. Verschlimmernd wirkt dabei eine Nekrose des proximalen Fragmentes, und zwar dann, wenn es zu einer Deformierung kommt, was man insbesondere bei einem sehr kleinen Fragment beobachten kann. Seine aus ,,therapeutischen Erwägungen" durchgeführte Exstirpation muß sich ebenfalls Arthrosis-fördernd auswirken. Wichtig für das Zustandekommen der Arthrosis deformans ist ferner die Verschiebung der interkarpalen Gelenkachse im radialen Abschnitt der Handwurzel, durch den Pseudarthrosenspalt. Die hieraus resultierende Gefügestörung hat ebenfalls eine Fehlbelastung der benachbarten Gelenkflächen zur Folge. Besonders eindrucksvoll läßt sich das am Proc. styloideus radii studieren. Das aus dem Verband der proximalen Handwurzelreihe gelöste distale Fragment trifft bei der Radialabduktion mehr oder minder ungehemmt auf die Spitze des Griffelfortsatzes, vor allem bei einer völlig losen Pseudarthrose, und führt dann im Laufe der Zeit zu der bekannten arthrotischen Ausziehung, die am Tuberculum ossis navicularis ihr Gegenstück haben kann.

Die Arthrosis deformans spielt sich aber nicht nur in Form der verschiedensten Knorpelveränderungen, Verschmälerung des Gelenkspaltes, Schleiffurchen und -flächen, Randwucherungen, umschriebenen Verdichtungen, Atrophie und cystischen Veränderungen der Knochenstruktur an den gelenkbildenden Skeletabschnitten ab, sondern auch an der Synovialis (BURCKHARDT). Diese stellt bekanntlich einen Bestandteil des reticulo-histiocytären Systems dar, das nervös gesteuert wird, ebenso wie der kapsuläre Gefäßapparat und damit auch das biochemische Gleichgewicht der Synovialflüssigkeit (ROSSI). Veränderungen an dem Kapselapparat sind daher von großer Bedeutung und in den letzten Jahren wieder in den Mittelpunkt des Interesses gerückt. Auch ist die alte Frage wieder aktuell geworden, ob nicht doch entzündliche Momente bei der Arthrose mitspielen. RÜTT hat sich mit dieser Frage besonders beschäftigt und fand neben der dem Alter und Grad der Erkrankung parallel gehenden charakteristischen Hypertrophie der Gelenkkapsel das typische Bild einer chronisch-serösen Entzündung, höchstwahrscheinlich verursacht durch die mechanische Irritation der Gelenkkapsel. Dabei ist für unsere Untersuchungen von Wichtigkeit, daß Grad und Ausdehnung der histologischen Veränderungen dem klinischen und operativen Befund entsprechen, nach RÜTT stellt somit die „chronisch-seröse Entzündung das Spiegelbild des klinischen Reizzustandes dar". Dabei kann die Reizung nach kurzer Zeit wieder abklingen, falls ihr lediglich ein Mißverhältnis zwischen Beanspruchung und Beanspruchbarkeit zugrunde liegt; der Reizzustand kann sich andererseits aber auch über längere Zeit erstrecken, nämlich dann, wenn er auf dem progredienten arthrotischen Prozeß selbst beruht (HACKENBROCH).

Die Kenntnis dieser Zusammenhänge vermag die allgemein bekannte Tatsache zu erklären, daß z. B. eine Navicularepseudarthrose mit mehr oder minder starken arthrotischen Veränderungen jahrelang, ohne Beschwerden zu verursachen, bestehen, durch eine Bagatellverletzung aber zu einem akut-schmerzhaften Zustand mit weitgehender Funktionseinbuße und einer „entzündlichen" Weichteilschwellung führen kann. Durch das Trauma ist es also gleichsam zu einer zusätzlichen Irritation gekommen, wodurch das bis dahin labile Gleichgewicht zwischen den arthrotisch-pseudarthrotischen Veränderungen des Gelenksystems und dem Gelenkkapselapparat zuungunsten des letzteren verschoben wird. Die als Folge hiervon auftretenden entzündlichen Veränderungen können somit in erster Linie als Ursache der Schmerzhaftigkeit eines Gelenkprozesses angesehen werden. Daraus ergibt sich aber auch die Zweckmäßigkeit, bei Vorliegen einer stärkeren Arthrosis deformans im Falle einer Navicularepseudarthrose oder aber einer fortgeschrittenen Lunatummalacie auf Eingriffe an den betreffenden Knochen selbst zu verzichten und das therapeutische Handeln im wesentlichen nach rein palliativen Gesichtspunkten auszurichten.

Auf die Arthrosis deformans des distalen Radioulnargelenkes soll nicht näher eingegangen werden. Es sei lediglich erwähnt, daß für die Erkrankung dieses Gelenkes neben der Plus- und Minusvariante der Ulna (COTTA u. MITTELMEIER) ursächlich vor allem die verschiedensten Traumen mit und ohne Sprengung des Gelenkes, wie Brüche der Vorderarmknochen, die typische Radiusfraktur, insbesondere mit intraartikulärem Frakturverlauf oder gar Heraussprengung eines gelenkbildenden Fragmentes, und die verschiedensten Verletzungen der Handwurzel in Frage kommen; ferner auch Distorsionen und Quetschungen und schließlich Veränderungen im Sinne einer Osteochondritis dissecans (LANG). In therapeutischer Hinsicht scheint hierbei das Wesentliche darin zu liegen, überhaupt an die Möglichkeit einer Traumatisierung dieses kleinen Gelenkes zu denken und durch exakte Behandlung der meist im Vordergrund stehenden ursächlichen Verletzungen gleichzeitig eine entsprechende Prophylaxe zu treiben. Auf die therapeutischen Möglichkeiten bei klinisch manifester Arthrose soll im Rahmen der Diskussion noch eingegangen werden.

E. Diskussion der Ergebnisse

I. Ergebnisse der anatomischen Untersuchung

Durch unsere anatomischen Untersuchungen an insgesamt 5 Händen konnten alle bisher in der Literatur bekannten Befunde ausnahmslos bestätigt und durch zahlreiche neue Ergebnisse ergänzt bzw. vervollständigt werden. Zusammenfassend ergibt sich damit folgende Übersicht:

1. Die Nerven der Handwurzel- und Mittelhandgelenke

1. N. interosseus dorsalis. Der N. interosseus dorsalis versorgt das distale Radioulnar- sowie das Radiokarpalgelenk und teilt sich über diesem dichotomisch meist in 3 bis 4 längere Fäden, die divergierend gegen die Basen der Mittelhandknochen verlaufen. Hierbei werden der dorsale Bandapparat sowie das Interkarpal- und die Carpometakarpalgelenke II bis V versorgt (CRUVEILHIER, RÜDINGER). Die bis in den oberen Teil der Intermetakarpalräume II bis V verfolgbaren Endfäden werden durch einen Zweig des R. profundus ni. ulnaris (Rr. perforantes) verstärkt und innervieren als Rr. intermetacarpales die Fingergrundgelenke II bis V (RAUBER). In Bestätigung dieser Befunde ergaben eigene Untersuchungen Anastomosen mit folgenden Nerven (Abb. 3):

R. articularis ni. cutanei antebrachii dorsalis, Rr. articulares ni. dorsalis manus ni. ulnaris, R. superficialis ni. radialis, Anastomose zwischen Rr. art. ri. superficialis ni. radialis et ni. cutanei antebrachii radialis (vgl. 2a).

2. R. superficialis ni. radialis.

a) Über dem Proc. styloideus radii entspringt ein Gelenkästchen, welches das Radiokarpalgelenk versorgt (v. LANZ und WACHSMUTH). Nach eigenen Befunden handelt es sich hierbei um einen Periost-Gelenk-Ast. Die Gelenkfasern verbinden sich außerdem mit einem Zweig des R. articularis ni. cutanei antebrachii radialis (Abb. 3). Ein aus dieser Verbindung entspringender Faden anastomosierte in einem Fall mit einem Gelenkästchen des N. interosseus dorsalis (Abb. 3).

b) Ein rückläufiger Gelenkzweig des N. digitalis dorsalis radialis I versorgt mit mehreren Ästchen das Daumensattelgelenk (eigener Befund; Abb. 3 u. 4). In einem Fall anastomosierte er mit einem Gelenkast des N. medianus (vgl. 4b).

c) Der von WINCKLER als R. articularis dorsalis spatii interossei I bezeichnete und von RAUBER erstmals beschriebene 1. Intermetakarpalnerv zerfällt konstant in 7 Zweige. Wie RÜDINGER später ergänzend hinzufügt, gelangt ein Ästchen hiervon auch zum Metacarpophalangealgelenk des Daumens. Nach WINCKLER soll einer der rückläufigen Äste das Intermetakarpalgelenk zwischen Os naviculare und den Ossa multangula maius et minus versorgen, der zur Palmarseite ziehende Ast die Karpometakarpalgelenke I u. II.

Nach eigenen Befunden anastomosieren 1 oder 2 rückläufige Ästchen mit Gelenkfasern des N. cutaneus antebrachii radialis (Abb. 3). Demnach läßt sich das dorsale Ausbreitungsgebiet nach proximal hin nicht eindeutig festlegen; u. E. reicht es nur bis zu den Karpometakarpalgelenken I und II. Die von RAUBER beschriebene Verbindung mit dem R. profundus ni. ulnaris und der von RÜDINGER angegebene Ast für das Metacarpophalangealgelenk des Daumens konnten erstmals wieder bestätigt werden.

3. N. cutaneus antebrachii radialis. CRUVEILHIER beschreibt einen Gelenkast, der das Radiokarpalgelenk an seiner Vorder- und Rückseite innerviert. Nach eigenen Befunden gibt der N. cutaneus antebrachii radialis 2 Hauptgelenkäste ab. Ihre zahlreichen Endäste versorgen den radiovolaren Abschnitt des Radiokarpalgelenkes, den radialen und unmittelbar daran anschließenden dorsalen Teil des Carpus bis herab zu den Carpometakarpalgelenken I und II. Sie anastomosieren außerdem mit den Rr. articulares ni. interossei volaris et ri. superficialis ni. radialis sowie mit dem R. articularis dorsalis spatii interossei I und in einem Fall mit einem Gelenkästchen des N. interosseus dorsalis (Abb. 3 u. 4). In einem Fall versorgten Zweige der beiden Rr. articulares ni. cutanei antebrachii radialis das gesamte vom R. art. ri. palmaris ni. mediani innervierte Gebiet (vgl. 4a).

4. N. medianus.

a) Der R. palmaris ni. mediani kann einen Gelenkast abgeben, der sich im Bereich der Eminentia carpi radialis verzweigt (eigener Befund); einer seiner Äste verläuft in der Sehnenführung des M. flexor carpi radialis zum Boden des Canalis carpeus, ein zweiter anastomosiert mit einem R. art. ni. cutanei antebrachii radialis und ein dritter Ast erreicht den proximalen Abschnitt des Daumensattelgelenkes (Variation?, vgl. 3).

b) Auf der Volarseite wird das Daumensattelgelenk von einem feinen Faden versorgt, den man durch die Bündel des M. abductor pollicis brevis verfolgen kann (RÜDINGER). Dieser Gelenkast verteilt sich nach eigenen Befunden vorwiegend im proximalen Kapselbereich (Abb. 4) und kann mit einem rückläufigen, für das gleiche Gelenk bestimmten Ast des N. digitalis dorsalis radialis I anastomosieren. Im Bereich der distalen Kapselgrenze endet ein zweites Ästchen, das letztlich mit dem ersteren aus ein und demselben Medianusast stammt (Abb. 4).

c) Weitere Gelenkäste des N. medianus siehe unter „Die Nerven der Fingergelenke".

5. N. interosseus volaris. Ein oder mehrer Nervenzweige versorgen mit zahlreichen Fasern den Boden des Canalis carpeus sowie das distale Radioulnargelenk (RÜDINGER).

Nach eigenen Befunden ist das Innervationsgebiet des N. interosseus volaris wesentlich größer. Es reicht fast bis zum distalen Rand des Hamulus ossis hamati. Außerdem verbinden sich Fasern dieses Gelenknerven über dem Os naviculare mit einem auffallend starken Gelenkast des N. cutaneus antebrachii radialis (Abb. 4).

6. N. ulnaris.

a) Etwa über dem distalen Ende der Ulna entspringt der 1. Gelenkast, der sich an der den Canalis carpeus begrenzenden Fläche der Eminentia carpi ulnaris verteilt (eigener Befund; Abb. 4).

b) Ein weiterer, erstmals von RÜDINGER beschriebener Gelenkast trennt sich vom R. profundus ni. ulnaris und versorgt mit einigen Fäden das Kapselband des Os pisiforme und häufig auch das Lig. pisohamatum. Entsprechende Fasern können nach eigenen Befunden auch aus dem R. muscularis entspringen, der die Mm. abductor et flexor brevis digiti V versorgt (Abb. 4).

c) Der zum M. opponens digiti V ziehende Ast kann einen feinen Faden zum Lig. hamato-metacarpeum abgeben (eigener Befund; Abb. 4).

d) Die erstmals von RAUBER dargestellten Rr. perforantes geben nach eigenen Befunden kurze Fädchen an die Kapsel der Articulationes intermetacarpeae ab (Abb. 3 u. 4).

e) Rückläufige Gelenkästchen des R. profundus versorgen den Bandapparat volar über den Basen der Mittelhandknochen (RÜDINGER, eigener Befund, Abb. 4).

f) Weitere Gelenkäste des R. profundus ni. ulnaris siehe unter „Die Nerven der Fingergelenke".

7. N. cutaneus antebrachii ulnaris. Dieser Hautnerv kann einen Gelenkast abgeben, der volar die Kapsel zwischen Ulna und Os triquetrum versorgt und mit einem R. art. ri. dorsalis manus ni. ulnaris anastomosiert (eigener Befund, Variation, Abb. 4).

8. R. dorsalis manus ni. ulnaris. VALENTIN soll erstmals Gelenkäste dieses Nerven beschrieben haben. Nach eigenen Befunden (Abb. 3) versorgen mehrere Äste zweier isoliert entspringenden Rr. articulares den ulnaren Teil des Carpus bis herab zum Carpometakarpalgelenk V. Sie anastomosieren außerdem mit Gelenkfäden des N. interosseus dorsalis und des N. cutaneus antebrachii ulnaris. In einem Fall fand sich ein 3. Gelenkast, der anstatt eines R. art. ni. cutanei antebrachii ulnaris die Kapsel zwischen Ulna und Os triquetrum versorgte.

9. N. cutaneus antebrachii dorsalis. Der relativ kurze Gelenkast verteilt sich distal vom Capitulum ulnae im Bandapparat und anastomosiert mit einem rückläufigen Gelenkast des N. interosseus dorsalis (eigener Befund, Abb. 3).

2. Die Nerven der Fingergelenke

Die Innervation der Fingergelenke ist im Prinzip überall die gleiche.

a) Die meist von Muskelästen des R. profundus ni. ulnaris entspringenden Gelenkäste für die Grundgelenke I bis V, die erstmals von RÜDINGER beschrieben wurden, versorgen nach eigenen Befunden je ein Gelenk (Abb. 5). An zwei Grundgelenken wurde eine Anastomose mit rückläufigen Gelenkästen der Nn. digitales volares proprii beobachtet (Abb. 5a).

b) RÜDINGER beschreibt auf der Volarseite für die Grund-, Mittel- und Endgelenke des 2. bis 5. Fingers sowie für die beiden Daumengelenke Äste, die von den vorbeiziehenden Nn. digitales volares proprii paarig an den Kapselapparat der einzelnen Gelenke herantreten und sich in ihm verzweigen (Abb. 2).

Bei den für die Grundgelenke II bis V bestimmten Gelenknerven handelt es sich ausschließlich um rückläufige Gelenkäste. Im Gegensatz zu RÜDINGER wurden für jede Seite eines Grundgelenkes zwei isoliert entspringende Gelenknerven gefunden, an einer Gelenkseite sogar 4 Äste (Abb. 5). Am Daumengrundgelenk konnte in Übereinstimmung mit RÜDINGER je ein längerer vorläufiger Gelenkast dargestellt werden.

Die Mittel- und Endgelenke werden nicht nur von vorläufigen (RÜDINGER), sondern auch von rückläufigen Gelenkästen innerviert; dabei versorgen die ersteren vorzüglich den Kapselapparat im Bereich der Trochlea, während die letzteren sich hauptsächlich über der Basis als Gelenknerven verzweigen (eigener Befund, Abb. 5).

c) Je ein R. intermetacarpalis versorgt die einander zugekehrten dorsalen Seiten zweier benachbarter Grundgelenke von proximal; dies gilt für den 2. bis 5. Finger (RAUBER, Abb. 1 bzw. 5). Die Radialseite des Zeigefingergrundgelenkes und die Ulnarseite des entsprechenden Daumengelenkes werden analog von je einem Ast des R. articularis dorsalis spatii interossei I versorgt (RAUBER, RÜDINGER, eigener Befund).

d) Außerdem werden alle Grundgelenke auf der Dorsalseite ebenfalls paarig von Zweigen versorgt, die zum Großteil bereits aus den Nn. digitales dorsales communes entspringen. Ebenso werden die Mittelgelenke des 2. bis 5. Fingers und das Daumenendgelenk auf beiden Seiten von je einem Ast der dorsalen Fingernerven innerviert (RÜDINGER). Es handelt sich hierbei um vorläufige Gelenkäste.

Nach eigenen Befunden erhalten die genannten Gelenke aber auch rückläufige Nervenäste für den distalen Kapselbereich. Diese wie auch die vorläufigen Äste für die Mittelgelenke können zum Teil Zweigen der Nn. digitales volares proprii entstammen. Außerdem entspringen in Höhe der Gelenke oft relativ kurze Ästchen, die auf den Sehnenhäubchen enden und wohl auch als Gelenknerven anzusprechen sind (Abb. 5b).

Für die Endgelenke des 2. bis 5. Fingers sind bisher dorsale Gelenkäste noch nicht beschrieben worden. Eigene Untersuchungen erbrachten nur für 2 verschiedene Gelenkseiten den Nachweis für vorläufige Ästchen, die von einem entsprechenden Gelenknerven der Volarseite stammten (Abb. 5b). Rückläufig werden die Endgelenke mit allergrößter Wahrscheinlichkeit von Fäden der Nn. digitales volares proprii versorgt (Abb. 5b).

3. Allgemeine Bemerkungen zur Gelenkinnervation

Ergänzend zu den in den beiden vorangehenden Abschnitten gebrachten Präparationsergebnissen lassen sich noch eine Reihe von allgemeinen Bemerkungen zur Innervation der Gelenke ausführen, worüber in einer früheren Veröffentlichung zum Teil bereits berichtet wurde.

Die Gelenke der oberen Extremität werden fast ausschließlich von cerebrospinalen Nerven versorgt, in denen ja auch vegetative Fasern verlaufen. Eine Ausnahme macht lediglich das Schultergelenk, das an seiner Vorderseite sympathische Fasern erhält, die sich direkt vom Grenzstrang ableiten (GARDNER; eigener Befund). Ein derartig isolierter Verlauf von sympathischen Fasern ist bereits von RÜDINGER im Jahre 1857 für die Gelenkverbindung des Rippenköpfchens, und zwar an der vorderen Fläche, mitgeteilt worden. Die Gelenknerven entspringen teils von den größeren Nervenstämmen, die an den Gelenken vorbeiziehen, teils zweigen sie sich von jenen Muskelästen ab, welche die in Gelenknähe entspringenden und ansetzenden Muskeln versorgen; schließlich stammt ein Teil der Gelenknerven auch von Hautnerven. Dies gilt vorzüglich für die Hand- und Fingergelenke. Weiter proximal entspringt nur einmal ein Gelenkast aus einem Hautnerven, der R. art. ni. cutanei antebrachii ulnaris.

Auf Grund der Plexusbildung muß man von vornherein mit gewissen Variationsmöglichkeiten hinsichtlich des Ursprungs der einen bestimmten Kapselbezirk versorgenden Nerven rechnen. Hinzu kommt, daß die dem Plexus brachialis entstammenden Nerven wie auch deren Äste untereinander inkonstant Anastomosen eingehen können, wodurch sich für den Ursprung der Gelenknerven weitere Variationsmöglichkeiten ergeben. In welchem Umfang nun derartige Variationen bestehen, läßt sich nicht sagen, da die für die Darstellung dieser feinen Nervenstrukturen notwendigen diffizilen und äußerst zeitraubenden Präparationen nur Untersuchungen eines beschränkten Materials zulassen; zudem waren faseranalytische Untersuchungen an unserem Material technisch nicht mehr möglich. Es ist deshalb in den einzelnen Abschnitten nur auf jene Variationen hingewiesen worden, welche augenfällig erschienen.

Das Verhalten der Gelenknerven beim Verlassen des Ursprungsstammes ist sehr verschieden. Ursprungswinkel und Abgangshöhe wechseln stark. RÜDINGER hat bereits darauf hingewiesen, daß der Umfang des Ursprungswinkels von der Größe und Form des Gelenkes und dem Verhalten der vorbeiziehenden Nerven abhängt. Darüber hinaus kann man aber auch eine gewisse Abhängigkeit von der Höhe des Ursprunges insofern feststellen, als die vor Erreichen der Gelenkkapselgrenze abgehenden sog. vorläufigen Äste größtenteils spitzwinklig abtreten, während die rückläufigen Gelenkäste naturgemäß einen mehr stumpfen Abgangswinkel aufweisen. Die Abgangshöhe der Gelenknerven hängt offenbar von den topographischen Beziehungen des Ursprungsstammes zum Gelenk und von der Funktion desselben ab. Besonders deutlich kommt dies an den Fingergelenken zum Ausdruck.

Die Abgangshöhe hängt schließlich und in ganz besonderem Maße davon ab, ob die Gelenknerven extramuskulär entspringen und verlaufen oder aber intramuskulär abtreten. Im ersten Fall zweigen sich die Nerven meist gelenkfern ab und sind somit relativ lang. Die intramuskulär entspringenden Gelenknerven dagegen sind relativ kurz und verlassen den Muskel meist da, wo er der Kapsel unmittelbar anliegt oder mit ihr bindegewebig verbunden ist.

Da die Gelenknerven beim Verlassen des Ursprungsstammess eine eigene Scheide mitnehmen, ist auch hier durch das Epineurium ein Schutz gegen Zugbeanspruchung gegeben. In dieser Hinsicht scheint auch die rückläufige Innervation der distalen Kapselgrenze von Bedeutung zu sein, da hier eventuell auftretende Zugkräfte bereits weitgehend durch den Ursprungsstamm abgefangen werden können. Bei den vorläufigen, extramuskulär zum Gelenk ziehenden Nerven fällt neben der Elastizität auch noch die relative Länge dieser Nerven ins Gewicht. Eine weitere Sicherung ist durch den intramuskulären Verlauf einiger Gelenknerven gegeben. Diese verlassen den Muskel meist da, wo er mit der Kapsel funktionell eine Einheit bildet. Als weitere Sicherheitsmaßnahme kann man schließlich auch die Tatsache werten, daß einige Gelenknerven, wie z. B. die Endäste der Nn. interossei volaris et dorsalis, bereits vor Erreichen der Kapselgrenze, in der äußeren Schicht des Periostes eingemauert, auf dem Knochen verlaufen und so über den Kapselansatz hinweg die oberflächlichen Schichten des Kapsel- bzw. Bandapparates erreichen. Ob und inwieweit darüber hinaus noch mit einer Reservelänge dieser Gelenknerven zu rechnen ist, kann nichts gesagt werden, da sich bei der Präparation dieser Gebilde eine künstliche Verlängerung kaum vermeiden läßt.

Druckwirkungen auf Gelenknerven sind vor allem da zu erwarten, wo diese auf knöcherner Unterlage unter Muskelsehnen verlaufen, wie im Bereich der Handwurzel und Finger, oder in Bänder einstrahlen. An diesen Stellen umgibt Fett und lockeres Bindegewebe die Nervenstämmchen bzw. dringen Nervenzweige in kleine, mit etwas lockerem Füllgewebe ausgestattete Stellen ein, die sich zwischen den Faserbündeln der Seitenbänder finden. Hierauf hat bereits RÜDINGER aufmerksam gemacht. Die Einlagerung von Gelenknerven in lockeres Fett- und Bindegewebe im Bereich der Finger ist übrigens so auffallend, daß es nach Aufklappen der Dorsalaponeurose ohne weiteres gelingt, die dorsalen, unterhalb des Streckapparates einstrahlenden Gelenknerven aufzusuchen.

Über den Verlauf der intramuskulär entspringenden Rr. articulares ist oben bereits das Wichtigste gesagt worden. Die extramuskulär verlaufenden Gelenkäste ziehen im Füllgewebe allmählich in die Tiefe und erreichen nach kürzerem oder längerem Verlauf, je nach Abgangshöhe vom Ursprungsstamm, das Gelenk. Hierbei lehnen sie sich oft an größere Gefäßstämme an, umgeben diese manchmal geflechtartig und verlieren an sie oft feine Fäden. Der gemeinsame Verlauf mit Gefäßen zeigt sich vor allem in Gelenknähe und wird dann auch bis zum Erreichen der Kapsel beibehalten (RÜDINGER). Vor Erreichen der Gelenke teilen sich die Nerven in etwas unterschiedlicher Entfernung meist dichotomisch auf. Die andere Art, die vor allem im Bereich der Fingergelenke angetroffen wird, besteht in der büschelförmigen Aufteilung der Gelenknerven. Vor oder während dieser Verzweigung sieht man häufig feine Fäden zum gelenknahen Periost, zu benachbarten Fascien, Sehnenscheiden und Muskelabschnitten sowie zu Schleimbeuteln abtreten. Die für das Gelenk bestimmten Fasern durchsetzen dann das der Gelenkkapsel und den Bändern aufliegende Bindegewebe und erschöpfen sich schließlich unter ständiger Abgabe von Seitenzweigen. Die ein größeres Kapselgebiet versorgenden Nerven bzw. deren Hauptäste lassen sich auf dem Kapselapparat oft auf größere Strecken verfolgen. Die untergeordneten Zweige und Ästchen verlieren sich schließlich in den fibrösen Kapseln und Bändern.

Die Ausdehnung des von einem bestimmten Nerven versorgten Kapselgebietes läßt sich makroskopisch nur in etwa abschätzen, da man präparatorisch nicht festlegen kann, inwieweit sich die einzelnen Innervationsgebiete überlagern. Die Abgrenzung dieser Gebiete wird namentlich auch dadurch erschwert, daß Gelenknerven verschiedener Herkunft im Kapselbereich Anastomosen bilden können. Besonders auffallend ist dies unter den Gelenknerven der Handwurzel.

Die geschilderten Präparationsergebnisse stellen das Hauptkontingent der Gelenkinnervation und, wie wir noch sehen werden, auch das wesentliche Substrat der Schmerzleitung dar; jedoch stammen aus einer Reihe von anderen Quellen noch weitere Innervationsbeiträge, die nicht übersehen werden dürfen, zumal sie für die folgenden Untersuchungen ebenfalls von Bedeutung sein können. Es handelt sich hierbei in erster Linie um feinste Fäden, die der gelenknahen Periostinnervation entstammen. Letztere leitet sich aber sehr häufig von Nervenstämmen ab, die gleichzeitig auch die Gelenkkapsel mitversorgen, wie z. B. der R. superficialis ni. radialis, der N. interosseus dorsalis und volaris. Als weitere Beispiele lassen sich bestimmte Gelenkäste an den Fingergelenken erwähnen, die gleichfalls das gelenknahe Periost versehen. Eine besondere Rolle spielen ferner die perivasalen Nervengeflechte, die mit den entsprechenden Gefäßen die Gelenkkapsel erreichen und für die Schmerzleitung ebenfalls in Frage kommen. Ein derartiges Geflecht läßt sich insbesondere im Handwurzelbereich der A. radialis gut darstellen. Es handelt sich hierbei im proximalen Abschnitt um die Gelenkäste des N. cut. antebrachii radialis, die das Gefäß geflechtartig umgeben und in seiner Begleitung zur Tabatière ziehen. Im distalen Abschnitt der A. radialis sind es Fasern des 1. Intermetakarpalnerven sowie Endzweige des N. ulnaris (Rr. perforantes), die ein solches Geflecht bilden, das mit dem erstgenannten zusammenhängt. Ähnliche Bedeutung kommt auch dem N. interosseus dorsalis zu, der in Begleitung der nach dorsal perforierenden Äste der volaren Zwischenknochengefäße nach distal verläuft.

Von mehr theoretischem Interesse, zumindest für die Innervation der Handwurzel, sind noch relativ kleine Gelenknerven, die von Muskelzweigen des N. medianus und ulnaris stammen und das Daumensattelgelenk bzw. die distale Region der Eminentia carpi ulnaris versorgen. Ob sich darüber hinaus von den Muskelgeflechten auch noch mikroskopisch sichtbare Fasern ableiten, die direkt in das anliegende periartikuläre Gewebe eintreten (HROMADA), können wir nicht entscheiden. Eine wesentliche Bedeutung für die Innervation der Hand- und Fingergelenke könnte ihnen ohnehin nicht beigemessen werden.

Ergänzend sei hierzu noch erwähnt, daß in der Literatur (VOGL, TRUETA) noch eine weitere Möglichkeit der Schmerzvermittlung bei

Gelenkprozessen in Betracht gezogen wird, nämlich über die mit den endostalen Gefäßen verlaufenden Nervenfasern. Wir werden hierauf bei der Besprechung der klinischen Ergebnisse noch zurückkommen.

Danach läßt sich von anatomischer Seite aus feststellen, daß der Erfolg einer Gelenkdenervation im wesentlichen wohl davon abhängen dürfte, ob und inwieweit es gelingt, die verschiedenen Möglichkeiten der Gelenkinnervation auszuschalten. Eine Denervation in Form eines gezielten Eingriffes, bei dem jede einzelne Nervenbahn und -quelle präparatorisch dargestellt werden müßte, erscheint für diesen Zweck völlig ungeeignet, von dem rein zeitlichen Problem eines derartigen Vorgehens ganz zu schweigen. Der Eingriff muß vielmehr von vornherein der Mannigfaltigkeit und Variabilität der anatomischen Befunde Rechnung tragen und die Ausschaltung möglichst vieler Gelenknerven und Bezugsquellen ohne vorherige Darstellung, also „blind" gewährleisten. Die besonderen topographisch-anatomischen Verhältnisse der Handwurzel- und Fingergelenkinnervation kommen einem solchen Vorhaben geradezu entgegen. Eine exakte Darstellung verlangen lediglich 2 Nervenbahnen, nämlich der N. interosseus dorsalis und der 1. Intermetakarpalnerv, was jedoch auch für den in der Präparation feiner Nervenverzweigungen Nichtgeübten ohne Schwierigkeiten möglich ist. Der erstgenannte Nerv ist relativ dick und durch seinen Verlauf direkt auf der Dorsalfläche des distalen Radiusabschnittes sehr einfach aufzufinden; der 1. Intermetakarpalnerv hingegen gibt sich bei seiner subcutanen Lage und den geschilderten Beziehungen zur Intermetakarpalvene, der langen Daumenstrecksehne und dem gut tastbaren Intermetakarpalgelenk leicht zu erkennen. Alle anderen Gelenknerven lassen sich durch einfache Weichteilschnitte ausschalten. Hierzu dient einmal das epifasciale Abpräparieren des Haut-Subcutis-Mantels, wodurch die von den subcutan verlaufenden Nerven sich abzweigenden Gelenkäste blind durchtrennt werden, z. B. die Gelenkäste des R. superficialis ni. radialis und des R. dorsalis manus ni. ulnaris oder aber der Großteil der Fingergelenknerven; zum anderen die einfache Incision bis auf die oberflächliche Fascie, wie beispielsweise zur Ausschaltung des R. art. ri. palmaris ni. mediani. Ein anderer Teil der Gelenknerven läßt sich auf Grund seiner Beziehungen zur A. radialis einfach dadurch blockieren, daß man das gesamte in der Umgebung des Gefäßes liegende Gewebe ligiert und durchtrennt (Rr. art. ni. cut. antebrachii radialis). Hierdurch wird gleichzeitig auch auf das perivasale Nervengeflecht eingegriffen, da es aus diesen als Gefäßnerven anzusehenden Gelenkästen seine Zuschüsse erhält. Die Gesamtheit des Gefäß-Nerven-Geflechtes läßt sich freilich durch diese Maßnahmen nicht ausschalten; hierzu müßte man theoretisch alle zu einem Gelenk führenden Gefäße operativ angehen. Wesentlich günstiger liegen dagegen gerade im Hand- und Fingerbereich die Möglichkeiten, die aus dem Periost einstrahlenden Nervenfasern auszuschalten. Hierzu ist lediglich die Durchtrennung des gelenknahen Periostes erforderlich. Auf diese Weise können die Verzweigungen des N. interosseus volaris, der Rr. perforantes ni. ulnaris und bestimmte Fasern zu den Fingergelenken durchschnitten werden.

Daraus ergibt sich, daß die Bedingungen für eine Denervation im Bereich der Hand- und Fingergelenke als günstig angesehen werden können, wobei allerdings die Gesamtheit der operativ nicht erreichbaren vegetativen und cerebrospinalen Fasern, die als perivasale Geflechte die Gelenkkapsel erreichen, ein vom theoretischen Standpunkt aus schwer zu bewertendes Faktum darstellt.

II. Ergebnisse der klinischen Untersuchungen

1. Ergebnisse der Testausschaltungen

Die bei verschiedenen schmerzhaften Affektionen der Handwurzel durchgeführten Novocainblockaden dienten zunächst zur Überprüfung der Frage, über welche der aufgezeigten Nervenbahnen die zentripetale Schmerzleitung erfolgt. Hierzu wurden insgesamt 42 Handgelenke untersucht, und zwar handelt es sich im einzelnen um 14 Lunatummalacien der verschiedensten Stadien, 6 Lunatumcysten, 1 Lunatumluxationsfraktur und 21 Navicularepseudarthrosen mit mehr oder minder starker Arthrosis deformans; bei 2 der letztgenannten Fälle war die Kahnbeinverletzung bereits ausgeheilt. Unter den 42 Handgelenken fanden sich gleichzeitig klinische Hinweise für das Bestehen von arthrotischen Veränderungen im Bereich von insgesamt 10 distalen Radiolulnargelenken (L 3, 4, 6, 7, 9 u. 11; C 4; F; N 3 u. 11). In 4 Fällen (L 4 u. 6; F; N 3) waren die arthrotischen Veränderungen röntgenologisch bereits auf der Übersichtsaufnahme sichtbar; in einem weiteren Fall (L 3) bestand ein entsprechender Verdacht.

Überraschenderweise führte die gezielte Anästhesie bei 39 schmerzhaften Handwurzelaffektionen zu völliger Schmerzfreiheit, wobei allerdings von 2 Patienten bei der passiven Überprüfung der Gelenkbeweglichkeit noch ein „unbestimmtes Gefühl" (L 4, N 6) angegeben wurde. Die 3 restlichen Handgelenke waren weitgehend schmerzfrei, zeigten jedoch an umschriebenen Stellen noch eine deutliche Druckempfindlichkeit. Als Ursache kommt hierfür bei einem der letztgenannten Gelenke (L 5) die erhebliche Ausdehnung des degenerativen Prozesses in Frage, da unter diesen Umständen doch mit einer ins Gewicht fallenden Schmerzleitung über präparatorisch nicht erfaßbare Nervenbahnen gerechnet werden muß. Dabei ist in erster Linie an die perivasalen Geflechte zu denken, soweit sie nicht durch die Anästhesie im Bereich der A. radialis und des N. interosseus dorsalis unterbrochen worden sind. Bei den beiden übrigen Gelenken muß in erster Linie an eine mangelnde Betäubung des R. superficialis ni. radialis (N 8) bzw. an eine fehlerhaft durchgeführte Ausschaltung gedacht werden (N 5). Bei dem letzten Fall hätte eventuell noch eine Infiltration des R. palmaris ni. mediani versucht werden sollen.

Wesentlich erscheint noch der Hinweis, daß bei keinem der untersuchten Handgelenke zur Schmerzausschaltung eine Novocainblockade des N. ulnaris und damit der Gelenkäste im Bereich der Eminentia carpi ulnaris und der Volarseite der Intermetakarpalgelenke notwendig war. Auch der R. perforans IV des N. ulnaris kam für die Schmerzleitung bisher nicht in Betracht.

Aus den Einzelergebnissen der Novocainblockaden, wie sie in der Kasuistik aufgeführt sind, lassen sich auch Rückschlüsse auf das Innervationsgebiet der verschiedenen Gelenknerven ziehen, und zwar durch genaue Registrierung der nach den einzelnen Injektionen schmerzfrei werdenden Bezirke. So versorgt der N. interosseus dorsalis die Dorsalseite des distalen Radioulnargelenkes und das dorsomediane Drittel der Handwurzel, also im wesentlichen die Gegend des Os lunatum und capitatum, einschließlich der unmittelbar angrenzenden Gelenkräume und Handwurzelknochenabschnitte. Nach distal schließt sich das Versorgungsgebiet der Rr. perforantes im 2. und 3. Zwischenknochenraum an, das die entsprechenden Intermetakarpalgelenke einnimmt und manchmal bis knapp proximal der Basen der Mittelhandknochen reicht. In die Versorgung des Radiokarpalgelenkes und der dorsalen und radialen Kahnbeingegend teilen sich Fasern des R. superficialis ni. radialis und die die A. radialis begleitenden Gelenkäste des N. cut. antebrachii radialis, während ein nach Ausschaltung dieser Nerven verbleibendes Schmerzfeld im distalen Bereich der Tabatière erst nach Blockade des 1. Intermetakarpalnerven verschwindet. Diese Beispiele mögen als Hinweis dafür genügen, daß durch die temporäre Ausschaltung der Gelenknerven die jeweils zugehörigen Innervationsgebiete in etwa abgegrenzt werden können, allerdings nicht genauer als dies schon allein auf Grund der Präparationsergebnisse (Abb. 3 und 4) möglich gewesen wäre. Darüber hinaus bestätigen die Injektionsversuche auch von klinischer Seite die Richtigkeit der anatomischen Präparationsergebnisse.

Als ein wesentliches Ergebnis muß ferner die Tatsache herausgestellt werden, daß die Schmerzleitung tatsächlich über bestimmte vorgebildete Bahnen verläuft und sich durch gezielte Applikation eines Anästheticums völlig unterbrechen läßt. Dieser „alten Vorstellung" ist in neuerer Zeit durch VOGL widersprochen worden, nach dessen Ansicht man anstatt „der gezielten sensiblen Versorgung der Gelenke durch bestimmte sensible Nerven und Nervenendapparate ... die heute bereits allgemein anerkannten Netztheorien einsetzen" müßte, „in welchen die langen sensiblen und motorischen Bahnen nur einen extremen und massenmäßig geringfügigen Randfall darstellen". Dieser Vorstellung können wir jedoch nicht folgen, da man nach Unterbrechung einer bestimmten Nervenbahn, und zwar in der Nähe des Gelenkes, stets einen entsprechenden Schmerzausfall registrieren kann. Außerdem wurde auch noch bei einigen Patienten versucht, die Schmerzausschaltung mit möglichst geringen Novocainmengen zu erreichen, um damit dem Einwand einer ausgedehnten Infiltrationsanästhesie und somit einer Blockierung größerer Abschnitte des „Terminalreticulums" im Sinne VOGLs zu entgehen. Die Erfolge waren auch hierbei in gleicher Weise überzeugend und sprachen eindeutig dafür, daß die Schmerzleitung an ein bestimmtes Substrat gebunden ist.

Durch die Injektionsversuche lassen sich auch die sogenannten ausstrahlenden Schmerzen bei den verschiedensten Handwurzelerkrankungen erklären bzw. fassen und an bestimmte Nervenbahnen binden. So verlaufen bei einer Lunatummalacie die an der Streckseite zum Unterarm ausstrahlenden Schmerzen über den N. interosseus dorsalis, diejenigen an der Beugeseite über den N. interosseus volaris, während sich die nach distal gerichtete Schmerzausbreitung durch das Verbreitungsgebiet des N. interosseus dorsalis erklärt. Ein anderes bekanntes Beispiel sind die Beschwerden bei einer Arthrose im distalen Radioulnargelenk, die sich durch die nervöse Versorgung des Gelenkes erklären und ebenfalls über die beiden genannten Nerven vermittelt werden. Auch klinische Fehldeutungen von Beschwerden werden auf Grund der besonderen Innervationsverhältnisse verständlich, wie z. B. die Schmerzprojektion bei pathologischen Prozessen im Bereich der Tabatière, so daß zunächst an ein Befallensein des Daumensattelgelenkes gedacht wird. Die Erklärung hierfür ist durch den Gelenkast des 1. Zwischenknochenraumes gegeben, der nicht nur die Gelenke zwischen Kahn- und den Vieleckbeinen, sondern auch das Daumensattelgelenk versorgt.

Hauptziel und Zweck der Injektionsversuche war jedoch die Klärung der Frage, ob und inwieweit im Einzelfall für einen operativen Eingriff in Gestalt einer Neurotomie Aussicht auf Erfolg bestand. Derartige Testausschaltungen sind uns aus dem Gebiet der Sympathicus-Chirurgie wohlbekannt. Bei der Denervation von Gelenken wurden sie jedoch erst vor wenigen Jahren von NYAKAS eingeführt. Dieses relativ einfache Verfahren gibt nicht nur Aufschluß darüber, bei welchen Patienten eine Denervation erfolgversprechend durchgeführt werden kann, sondern es orientiert uns gleichzeitig auch über die unbedingt auszuschaltenden Nervenbahnen und nimmt somit in Form der temporären Schmerzfreiheit den im günstigsten Fall operativ erreichbaren Zustand vorweg. Damit wird die Gelenkdenervation zu einem „gezielten" Eingriff, der von vornherein wesentlich günstigere Aussichten auf Erfolg bietet als ähnliche Eingriffe am Hüft- und Kniegelenk, die auf eine derartige präoperative Testung verzichtet haben.

Bei der Bewertung der Testergebnisse muß man sich allerdings vor Augen halten, daß es sich hierbei um eine subjektive Untersuchungsmethode handelt, die mit der konzentrierten Mitarbeit des Patienten steht und fällt. Dabei ist besonders auf indolente Patienten hinzuweisen, die eine weitgehende Besserung des schmerzhaften Zustandes bereits als Schmerzfreiheit empfinden und angeben, während eine genaue und wiederholte Überprüfung schließlich doch noch irgendwo einen schmerzhaften Bezirk aufdeckt, der erst nach Anästhesie benachbarter Nerven verschwindet. Weitere Fehlermöglichkeiten ergeben sich aus einer mangelhaften Handhabung der Injektionstechnik; ferner dadurch, daß die Reihenfolge der Injektionen im Bereich des oberflächlichen Radialisastes nicht eingehalten wird, wodurch einmal der R. articularis des 1. Zwischenknochenraumes als schmerzleitendes Substrat übersehen werden kann. Gerade dieser Fehler ist uns bei der ersten Testausschaltung, die wir überhaupt an der Handwurzel durchgeführt haben, unterlaufen und führte u. a. zu einem weniger guten Operationsergebnis (N 6).

Als Ursache für ein mangelhaftes Testergebnis kommt auch noch eine Schmerzleitung über die Gefäßnervengeflechte in Frage, insbesondere bei einem ausgedehnten Gelenkprozeß; ferner muß noch an jene seltenen Variationen der Gelenkinnervation gedacht werden, bei denen im Handrückenbereich Verbindungsäste der subcutan verlaufenden Nerven mit dem subfascialen Nervennetz bestehen.

Um diesen Schwierigkeiten im Hinblick auf eine möglichst erfolgssichere Operation Rechnung zu tragen, sind wir im Laufe der Zeit, wie bereits betont, dazu übergegangen, die im Einzelfall operativ auszuschaltenden Nervenfasern nicht nur von dem Ergebnis der Testausschaltung abhängig zu machen, sondern auch von der Ausdehnung des gesamten Schmerzfeldes unter Zugrundelegung der anatomischen Innervationsverhältnisse. Schließlich wurde hierbei auch noch der Röntgenbefund mitberücksichtigt, vor allem dann, wenn pathologische Veränderungen außerhalb des Schmerzfeldes vorlagen oder aber in absehbarer Zeit zu erwarten waren.

Abschließend hierzu sei noch darauf hingewiesen, daß die Ausdehnung des Schmerzfeldes im wesentlichen von der Lokalisation der ursprünglichen pathologischen Veränderungen und zum anderen, falls vorhanden, von Art und Umfang des arthrotischen Prozesses abhängen, wobei die Ausdehnung des „arthritischen Reizzustandes", dem wir bei der Besprechung der „Arthrosis deformans" bereits begegnet sind, eine besondere Rolle spielt.

2. Ergebnisse der Handwurzeldenervation

Von den 42 getesteten Handgelenken konnten insgesamt 21 durch gezielte Neurotomie denerviert werden. Die Indikation zu diesem Eingriff war 5mal durch eine Lunatummalacie, je 1mal durch eine Lunatumcyste und -luxationsfraktur sowie 14mal durch eine Navicularepseudarthrose gegeben. Es handelte sich hierbei um folgende in der Kasuistik aufgeführte Fälle: L 1 bis 5, C 1, F und N 1 bis 14. Von der Lunatumcyste (C 1) abgesehen, fanden sich an allen Handgelenken mehr oder minder starke arthrotische Veränderungen, die wohl letztlich als Ursache der schmerzhaften Handgelenkaffektion anzusehen sind. Die Dauer der Beschwerden war sehr unterschiedlich. In einem Drittel der Fälle belief sie sich auf ein bis mehrere Wochen, in zwei Drittel betrug sie mehrere Monate bis Jahre. Ein signifikanter Zusammenhang zwischen Dauer der Beschwerden und Grad sowie Ausmaß der degenerativen Veränderungen konnte nicht gefunden werden.

Bei den Operierten handelte es sich, von einer 22jährigen Wicklerin abgesehen, durchweg um Angehörige schwerarbeitender Berufsschichten, bei denen eine wesentliche Schonung der Hand nicht gut möglich und daher die Beseitigung oder zumindest eine wesentliche Besserung der Handgelenkschmerzen von großer Bedeutung ist. Die Schädigung betraf 13mal die linke und 8mal die rechte Hand. Das Alter der Patienten bewegte sich zwischen 22 und 69 Jahren und betrug im Mittel 43,5 Jahre. In einem Drittel der Fälle mußte die Denervation noch mit anderen Eingriffen kombiniert werden, und zwar je 2mal mit einer Dekompression des N. medianus (L 4 und N 3), einer Matti-Plastik (C 1 und N 9) und mit einer zentralen Spannung des Os naviculare (N 13 und 14) und in einem Fall mit einer Fragmentexstirpation (F).

Die Denervation erfolgte stets nach vorheriger Testausschaltung, also erst nach Kenntnis der für die Schmerzleitung unbedingt in Frage kommenden Nervenbahnen; diese wurden in 12 Fällen allein durchtrennt. Bei den restlichen 9 Handgelenken wurden über das jeweilige Testergebnis hinaus noch weitere Nervenbahnen ausgeschaltet, soweit sie auf Grund des klinischen und des Röntgenbefundes ebenfalls für die Schmerzvermittlung in Betracht gezogen werden mußten. Es ist nun interessant, daß gerade unter dieser letztgenannten Gruppe bei der Nachuntersuchung kein einziger Mißerfolg zu verzeichnen war, wodurch die Richtigkeit unserer Überlegungen, wie sie hinsichtlich der Aufstellung des Operationsplanes in vorangehenden Abschnitten bereits dargelegt wurden, bestätigt wird.

Zur Überprüfung des Operationserfolges wurden alle Patienten ambulant nachuntersucht, und zwar durchschnittlich 16 Monate nach dem Eingriff; bei der Serie der Kahnbeinpseudarthrosen betrug dieser Zeitraum sogar 22,5 Monate. Dabei lag das kürzeste Intervall bei 3 Monaten und das längste bei knapp 4 Jahren. Lediglich bei einem Patienten (D 1) mußte aus besonderen Gründen auf eine Nachuntersuchung verzichtet werden. Durch die konkreten Angaben seiner Mutter konnte jedoch auch hier ein klares Bild von dem derzeitigen Operationserfolg gewonnen werden.

Als Ergebnis dieser Nachuntersuchungen fand sich bei 13 Patienten völlige Beschwerdefreiheit im Handwurzelbereich und bei 4 Gelenken eine ganz wesentliche Besserung des Befundes, und zwar nicht nur auf Grund des objektiven Befundes, sondern auch der subjektiven Angaben. Das entspricht einer Erfolgsquote von 4/5. Bei den restlichen 4 Handgelenken konnte entweder keine (L 4 und 5) oder nur eine geringe Besserung des Zustandes (N 4 und 6) festgestellt werden. Sie wurden zusammen als Mißerfolge gewertet (1/5). Läßt man diese außer acht, dann ergibt sich für die erfolgreich denervierten Handgelenke ein Beobachtungszeitraum von knapp $1^1/_2$ Jahren. Diese Tatsache ist für die Bewertung des Operationserfolges von besonderer Bedeutung, worauf am Schluß der Arbeit noch gesondert eingegangen werden soll.

Als Hauptkriterium des Denervationserfolges ist verständlicherweise der Grad der erreichten Schmerzfreiheit anzuführen. Außerdem zeigte sich aber bei der Nachuntersuchung eine auffallende Besserung der groben Kraft und der Beweglichkeit bei 14 bzw. 9 Handgelenken. Diese Veränderungen lassen sich nur dadurch erklären, daß die Neurotomie nicht nur zur Schmerzfreiheit führt, sondern sich gleichzeitig auch auf den entzündlichen Reizzustand des Gelenkes auswirkt, was bei der Funktion der Gelenknerven ohne weiteres verständlich ist. Auch haben wir während des postoperativen Verlaufes wiederholt die Beobachtung machen können, daß Schwellungszustände im Gelenkbereich relativ rasch abklingen, während sie vor dem Eingriff oft wochenlang einer ruhigstellenden und antiphlogistischen Behandlung trotzten.

Der Erfolg der durchgeführten Denervationen wird auch dadurch bestätigt, daß postoperativ verschiedentlich Stützmanschetten wieder beiseite gelegt wurden (N 2, 8, 10 und 12). Dies kann ärztlicherseits bei all den operierten Patienten, die fast durchweg Schwerarbeit zu verrichten haben, zwar nicht befürwortet werden, da in Anbetracht der meist mehr oder weniger arthrotisch veränderten Handgelenke eine gewisse Immobilisierung gerade während der Arbeit wünschenswert erscheint, spricht aber eindeutig für das Ausmaß und die Beständigkeit der erreichten Besserung.

Die Handwurzeldenervation wurde von uns so ausgearbeitet, daß von vornherein weder die Möglichkeit einer motorischen noch sensiblen Störung wesentlicher Art gegeben war. Dies ist auch in der Praxis gelungen, wie die Nachuntersuchungsergebnisse beweisen. Nur 1 Patient (N 9) klagte noch über eine leichte Hypästhesie im Ausbreitungsgebiet des N. digitalis communis dorsalis I, jedoch ohne die geringste Beeinträchtigung des funktionellen Gebrauchswertes der beiden ersten Finger. Diese Störung konnten wir postoperativ verschiedentlich beobachten, wies jedoch meist einen flüchtigen Charakter auf. Als Ursache kommt eine Druckschädigung des Nerven bei seiner Präparation in Frage. Im Gegensatz hierzu blieb die Durchtrennung des R. palmaris ni. mediani, wie sie einmal (N 2) durchgeführt wurde, unbemerkt.

Auf Grund unserer Untersuchungen lassen sich vor allem im Hinblick auf die Therapie der Lunatummalacie und -cysten sowie der Navicularepseudarthrose noch eine Reihe von Ausführungen treffen, die in den folgenden Abschnitten abgehandelt werden sollen.

a) *Lunatummalacie*. Auf das therapeutische Problem bei der Lunatummalacie ist bereits hingewiesen worden. Für das erste Stadium dieser Erkrankung empfiehlt sich nach unseren heutigen Kenntnissen eine Gipsbehandlung von mindestens 8 Wochen.

Bei progredientem Prozeß (mehrmalige Röntgenkontrollen!) ist ein Wechsel zu leichterer beruflicher Tätigkeit zu erstreben und eine „entlastende Ruhigstellung" des Handgelenkes mit einer entsprechenden Stützmanschette über einen längeren Zeitraum erforderlich, da die enchondrale Ossifikation am Mondbein nur sehr langsam verläuft. Im 2. bis zu Beginn des 3. Stadiums kann als aussichtsreichstes Operationsverfahren die Matti-Plastik versucht werden, falls man sich nicht von vornherein zur konservativen Behandlung in Form der Stützmanschette entschließt.

Stößt diese Therapie jedoch auf Ablehnung oder bestehen trotz Verordnung einer Manschette immer noch Beschwerden, dann sollte unseres Erachtens eine Denervation durchgeführt werden, und zwar mindestens eine Neurotomie des N. interosseus dorsalis und volaris sowie der Rr. articulares ni. cutanei antebrachii radialis. An Hand einer größeren Verlaufsserie von Denervationen in diesen beiden Stadien könnte dann wahrscheinlich einmal etwas näher zu der Frage Stellung genommen werden, ob und inwieweit bei der Lunatummalacie neurale bzw. neurovasculäre Faktoren eine Rolle spielen (FRANK; GUILLEMINET und MALLET-GUY; LERICHE und FONTAINE; TAVERNIER und MALLET-GUY). Leider war dies bei der Art unseres Krankengutes bisher noch nicht möglich, so daß auch die Frage nach der kausal-therapeutischen Bedeutung von Eingriffen am Nervensystem vorerst noch offen bleiben muß.

Da im 3. und 4. Stadium eine „Kausaltherapie" der Lunatummalacie nicht mehr möglich ist und unsere therapeutischen Bemühungen im wesentlichen nur noch die Beseitigung des schmerzhaften Zustandes als Hauptziel haben können, kommt der Möglichkeit einer gezielten Denervation eine große Bedeutung zu. Dies gilt vor allem für jene Patienten, die bei Verbleiben im alten Beruf trotz Manschette doch nie ganz beschwerdefrei werden und sich keiner langwierigen konservativen oder operativen Behandlung unterziehen wollen.

Der funktionsschonende und relativ kleine Eingriff konnte bisher in 3 von 5 Fällen (L 1 bis 3) erfolgreich durchgeführt werden. Bei einem Patienten war nur eine geringe Besserung bei deutlicher Differenz zwischen Palpationsbefund einerseits und dem funktionellen sowie subjektiven Befund andererseits festzustellen (L 5). Als Ursache für dieses negative Ergebnis möchten wir in erster Linie das offenkundige Vorliegen eines Rentenbegehrens anschuldigen. Ob die Durchtrennung weiterer Nervenbahnen, etwa der Rr. perforantes ni. ulnaris zu einem anderen Erfolg geführt hätte, ist bei diesem Sachverhalt wohl schwer zu entscheiden. Der zweite Mißerfolg ist unseres Erachtens höchstwahrscheinlich auf eine falsche Indikation zu beziehen (L 4). Es lag in diesem Fall außer den malacischen und cystisch-degenerativen Veränderungen auch gleichzeitig eine rheumatische Polyarthritis vor, so daß bei der Art dieser Erkrankung selbst die Neurotomie aller präparierten Nervenbahnen nur zu einer Teildenervation hätte führen können. Bei der Ausdehnung des entzündlichen Prozesses und des damit einhergehenden Knorpelschwundes kommt nämlich für die Schmerzvermittlung auch noch die Gesamtheit der Knochen- sowie der restlichen Gefäß- und gelenknahen Periostnerven in Frage. Diese Annahme wird auch durch den postoperativen Verlauf bestätigt, wonach es mit einem frischen rheumatischen Schub zu einer Verschlechterung des bis dahin günstigen Operationsergebnisses gekommen ist.

In Anbetracht der eindeutigen Ergebnisse der Novocainblockaden und der bisherigen, vorerst freilich noch bescheidenen operative Erfahrungen glauben wir, die Neurotomie auch für die Behandlung der fortgeschrittenen Lunatummalacie empfehlen zu können. Wesentlich erscheint dabei der Zusatz, daß auch nach erfolgreich durchgeführter Denervation für die Zeiten starker Belastung des Handgelenkes eine Stützmanschette getragen werden sollte, um nicht den Prozeß am Mondbein bzw. die Arthrosis deformans zu fördern. Diese Maßnahme ist für die Erkrankung im 1. und 2. Stadium von besonderer Wichtigkeit, nicht nur weil die permanente Ruhigstellung hier kausaltherapeutisch wirkt, sondern da auch der Schmerz als Warnsignal fehlt.

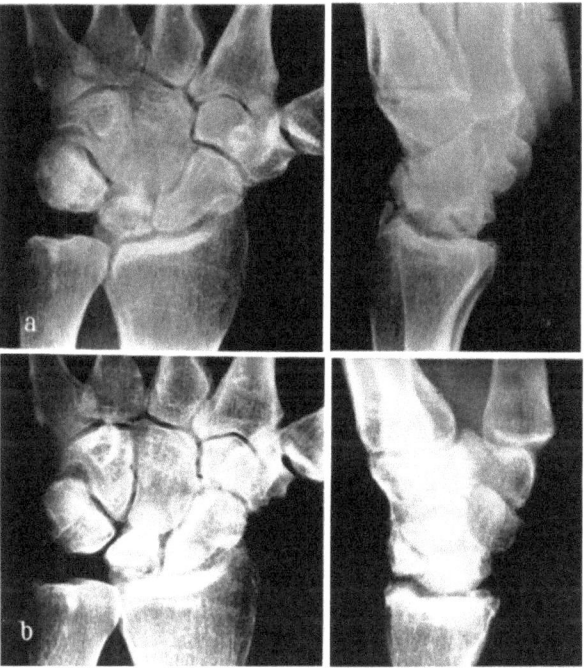

Abb. 17. Pat. L 3: Lunatummalacie zu Beginn des IV. Stadiums. a Befund vor Denervation, b 7¹/₂ Monate nach dem Eingriff

Abb. 17 zeigt ein mit Erfolg denerviertes Handgelenk bei Vorliegen einer Lunatummalacie 4. Grades. Die 6 Monate nach dem Eingriff durchgeführte Röntgenkontrolle läßt trotz Wiederaufnahme des alten Berufes (Maurer) keine wesentliche Befundänderung erkennen.

Nach genauer topographisch-anatomischer Kenntnis der Gelenknerven neigen wir ferner zu der Annahme, daß zumindest ein Teil der günstigen Wirkung verschiedener operativer Eingriffe bei der Lunatummalacie auf eine bislang unbewußt durchgeführte Zerstörung dieser nervösen Strukturen beruht. So wird bei der Exstirpation des Mondbeines von dorsal der N. interosseus dorsalis mehr oder minder unterbrochen; bei volarem Zugangsweg der N. interosseus volaris und unter Umständen auch noch Fasern der Rr. articulares ni. cutanei antebrachii radialis. Die angeblich besonders günstigen funktionellen Befunde nach gleichzeitiger Exstirpation von dorsal und volar dürften daher nicht nur der vollständigen Entfernung des Mondbeines, sondern auch der Läsion beider Zwischenknochennerven zuzuschreiben sein. Im übrigen ist wohl jede größere Freilegung der Handwurzelgelenke mit einer entsprechend ausgedehnten Denervation verbunden. In diesem Zusammenhang sei beispielsweise auf die Freilegung des Os lunatum von einem dorsoradialen Schnitt aus verwiesen, wie sie SCHNEIDER in Abb. 15 seiner Arbeit dargestellt hat. Diese Ansicht wird u. a. auch dadurch gestützt, daß selbst die irrtümliche Entfernung anderer Carpalia anstatt des Mondbeines ausgezeichnete Erfolge gebracht hat (BURCKHARDT). In diesem Sinne sprechen auch die Ergebnisse der Synovektomie (BURCKHARDT, WILKINSON). Schließlich sei noch darauf hingewiesen, daß beispielsweise auch bei der Matti-Plastik, der Gipsplombierung und der dorsalen Abdeckelung nach KONJETZNY der N. interosseus dorsalis unweigerlich tangiert werden muß, der in jedem Fall, wie wir gesehen haben, für die Schmerzleitung bei der Lunatummalacie in Frage kommt. Diese Möglichkeit muß auch für die Excochleation nach VOGL in Betracht gezogen werden, bei der die distalen Abschnitte der Vorderarmknochen ebenfalls von dorsal freigelegt werden, zumal auf Grund unserer Testausschaltungen die vom Handgelenk ausgehenden Schmerzen an bestimmte Nervenbahnen zu binden sind. Für die Möglichkeit einer wesentlichen Schmerzleitung über die Knochennerven bzw. das im Bereich der Spongiosa gelegene „Terminalreticulum" können wir uns nach den klinischen Beobachtungen nur bei weitgehendem Aufbrauch oder größerem Defekt des Gelenkknorpels aussprechen.

b) *Die Lunatumcyste.* Cysten im Os lunatum sind ein relativ häufiger Untersuchungsbefund. Es handelt sich hierbei, wenn man von den entzündlichen und angeborenen Knochencysten absieht, meist um traumatisch entstandene Cysten. Je nach Art des Traumas unterscheiden wir heute nach LAARMANN Resorptions- und Ermüdungscysten. Erstere entstehen nach einem einmaligen Trauma durch Resorption des an umschriebener Stelle zerstörten Knochengewebes und können sich wieder zurückbilden. Die sogenannten Ermüdungscysten bilden sich unter dem Einfluß des chronischen Traumas als rundlicher oder unregelmäßiger begrenzter Resorptionsvorgang. Auch hier kann, wie bei den Resorptionscysten, durch raschen Aufbau der Knochenstruktur eine Heilung eintreten, ansonsten führt die fortdauernde Einwirkung des Traumas zu einer umschriebenen Resorption und Konstruktion des Knochens, einer Sklerosierung der Cystenwand, falls es nicht bereits vorher durch Überlastung zu einem Ermüdungsbruch gekommen ist (LAARMANN, REHBEIN). Cysten sind also der typische morphologische Ausdruck eines Überlastungsschadens und meist im Hauptzentrum der verschiedenen angreifenden Kräfte gelegen. Besonders charakteristisch ist die Lokalisation der Cysten im proximoulnaren Bereich des Mondbeines bei Vorliegen einer

Hulténschen Plusvariante. Gerade diese Lokalisation macht bei einer entsprechenden traumatischen Einwirkung einen Übergang in einen Ermüdungsbruch verständlich, aus dem sich dann nach REHBEIN eine Lunatummalacie entwickeln kann.

Hieraus ergibt sich für die Therapie zunächst die Notwendigkeit, nach dem Vorliegen eines chronischen Traumas zu fahnden und gegebenenfalls den Patienten zur Unterbrechung bzw. Aufgabe der entsprechenden Arbeit (Preßluftwerkzeuge!) zu bewegen. Die subjektiven Beschwerden klingen dann unter einer kurzfristigen Ruhigstellung und anschließenden Schonung des Gelenkes meist rasch ab. Bei Fortbestehen der mehr oder minder schmerzhaften Bewegungseinschränkung und bei Ausbleiben einer Stabilisierung der Cystenwand sowie bei größeren, subchondral

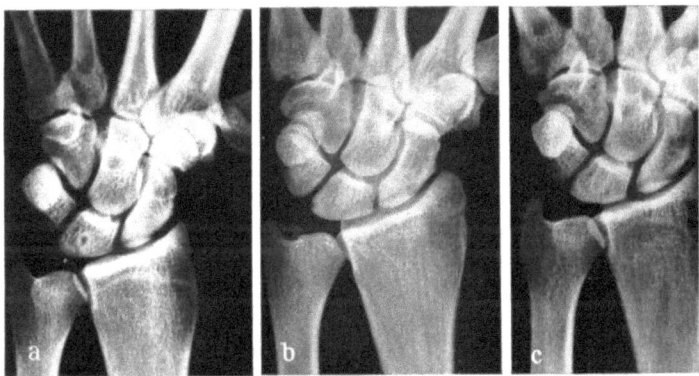

Abb. 18. Pat. C 1: Behandlung einer Lunatumcyste durch Spongiosatransplantation und Denervation. a präoperativer, b unmittelbar postoperativer Befund, c Kontrolle 17 Monate nach dem Eingriff

gelegenen Cysten kommt jedoch eine operative Behandlung, und zwar in Form einer Spongiosaplastik in Frage. Sie führt meist zur Schmerzfreiheit, ohne daß bisher deren Ursache hätte geklärt werden können. Wir möchten hierfür in erster Linie eine Läsion des N. interosseus dorsalis annehmen, die bei der üblicherweise von dorsal vorgenommenen Freilegung des Mondbeines erfolgt und stützen uns dabei auf die eigenen Testergebnisse, nach denen die Schmerzleitung bei isolierten Lunatumcysten vorwiegend über diesen Nerven verläuft.

Wir haben deshalb bei einem unserer Patienten (C 1) auf die übliche Freilegung des Mondbeines verzichtet und nach Plombierung der Cyste, die nach röntgenologischer Markierung nur von einer ganz kleinen Längsincision der Kapsel aus vorgenommen wurde, gleichzeitig den N. interosseus dorsalis durchtrennt. Der Einbau der verpflanzten Spongiosa erfolgte ohne Störung, und das Handgelenk war sofort schmerzfrei (Abb. 18).

Aus dem Gesagten möchten wir für die Behandlung der Lunatumcysten lediglich den Schluß ziehen, daß bei Fortbestehen von Beschwerden nach einer Matti-Plastik noch eine Denervation zur Besserung des Befundes herangezogen werden kann. Die alleinige Denervation kann hingegen nicht befürwortet werden, da sonst die Cyste als Locus minoris

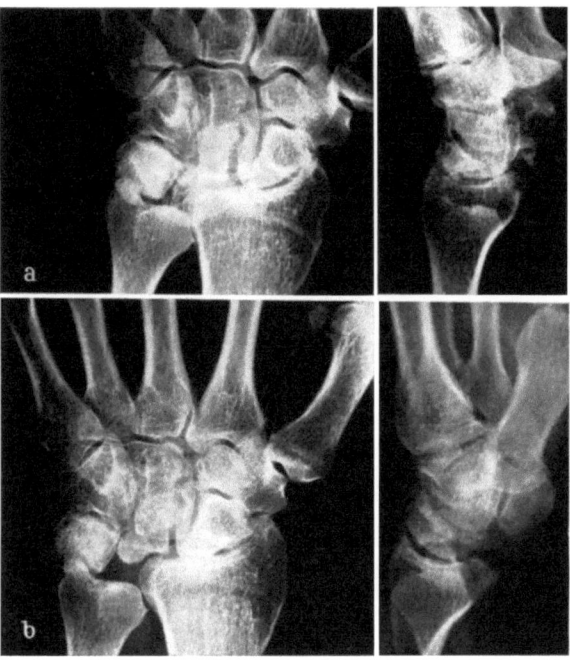

Abb. 19. Pat. F : 5¹/₂ Monate alte Lunatumluxationsfraktur. a präoperativer Befund. Behandlung: Denervation und Exstirpation des nach volar luxierten Fragmentes; b Kontrolle 3 Monate nach dem Eingriff

resistentiae sich selbst überlassen bleibt und eine Verschlechterung des Lokalbefundes, etwa ein Einbruch der Cystenwand, unbemerkt bleiben könnte.

c) *Die Lunatumluxationsfraktur.* Obwohl eine abschließende Beurteilung des von uns operierten Patienten (F) im Augenblick noch nicht möglich ist, kann man bei vorsichtiger Abschätzung des jetzigen Nachuntersuchungsergebnisses wohl annehmen, daß in diesem Fall das bisherige günstige Ergebnis im wesentlichen auf die gleichzeitig vorgenommene Denervation zurückzuführen sein dürfte. In Anbetracht der bereits vorhandenen arthrotischen Veränderungen hätte man sonst doch mit einer gewissen Schmerzhaftigkeit der Bewegungen rechnen müssen, um so mehr als hier ein bereits deformiertes Fragment des Mondbeines als Platzhalter belassen wurde (Abb. 19).

d) *Die Navicularepseudarthrose*. Die Navicularepseudarthrose stellt eine der Hauptursachen der Handgelenkarthrosen dar. Dies kommt auch in unserem Krankengut zum Ausdruck. Die vom Kahnbein ausgehenden Veränderungen stellen nämlich die Hälfte der insgesamt 42 untersuchten Handgelenke dar. Während die Behandlung der einfachen Pseudarthrose durch die verschiedenen Modifikationen der Spongiosa- bzw. Spantransplantation als gelöst angesehen werden kann, sind unsere therapeutischen Bemühungen, sobald sich eine Arthrose zeigt, heute immer noch sehr begrenzt und unsicher. Die Möglichkeit einer operativen Schmerzausschaltung durch Neurotomie ist daher, nicht zuletzt im Hinblick auf die Funktion, von besonderer Bedeutung.

Der Eingriff konnte inzwischen bei 14 Patienten durchgeführt werden und hatte in 10 Fällen völlige Beschwerdefreiheit und 2mal eine wesent-

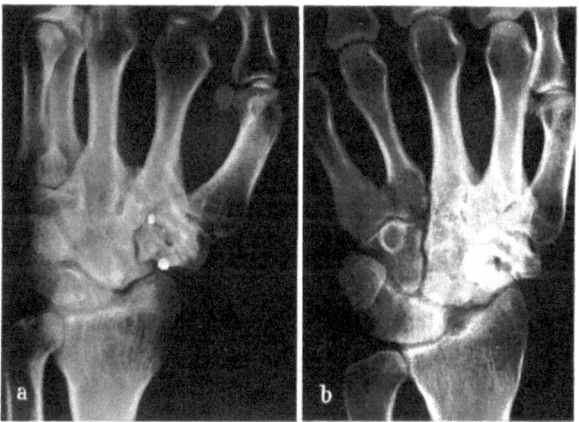

Abb. 20. Pat. N 2: Navicularepseudarthrose mit Deformierung und erheblichen arthrotischen Veränderungen; Zustand nach Granatsplitterverletzung (a); b Kontrolle fast $1^1/_2$ Jahre nach Denervation und Splitterentfernung

liche Besserung der Beschwerden und des Befundes zur Folge. Dies entspricht einer Erfolgsquote von über 4/5 bei einer durchschnittlichen Beobachtungszeit von fast 20 Monaten. Dieser Zeitraum dürfte genügen, um den Einwand einer nur vorübergehenden Besserungsmöglichkeit durch Denervation zu entkräften. Bei einem erfolgreich operierten Patienten (N 5) währt die Dauer der Beschwerdefreiheit übrigens bereits $3^1/_2$ Jahre.

Die Abb. 20 und 21 zeigen 2 verschiedene Typen von Navicularepseudarthrosen mit ausgeprägter Arthrosis deformans (N 2 bzw. N 10). Wie die anläßlich der Nachuntersuchung angefertigten Kontrollaufnahmen beweisen, ist es in beiden Fällen zu keiner Veränderung des degenerativen Prozesses gekommen, obwohl beide Patienten schwere Arbeit, und zwar ohne Stützmanschette, verrichten.

Bei den beiden restlichen Handgelenken konnte durch Denervation zwar eine Besserung des Befundes erzielt werden, jedoch nicht ausreichend genug, um das Nachuntersuchungsergebnis als Operationserfolg werten zu können. Als Ursache des schlechten Resultates muß bei einem Gelenk (N 4) eine ungenügende Denervation angenommen werden, was sich nachträglich ohne Schwierigkeiten aus dem Röntgen- und Nachuntersuchungsbefund ableiten läßt; und zwar wäre wahrscheinlich noch die Durchtrennung der Nervenbahnen Nr. 6, 7, 8 und 10 notwendig gewesen. In dem anderen Fall (N 6) hätten in Anbetracht des Röntgen- und Lokalbefundes ebenfalls noch weitere Nervenbahnen (2, 5, 6, 9 und 10) ausgeschaltet werden müssen; außerdem ist uns hier, wie früher bereits erwähnt, ein Fehler bei der Testausschaltung unterlaufen. Diese beiden Mißerfolge sind damit nicht dem Verfahren an sich, sondern seiner mangelhaften Durchführung zur Last zu legen.

Ermutigt durch die günstigen Erfolge der Denervation gerade bei posttraumatischen Veränderungen infolge einer Kahnbeinverletzung, sind wir inzwischen dazu übergegangen, die Indikation zur Pseudarthro-

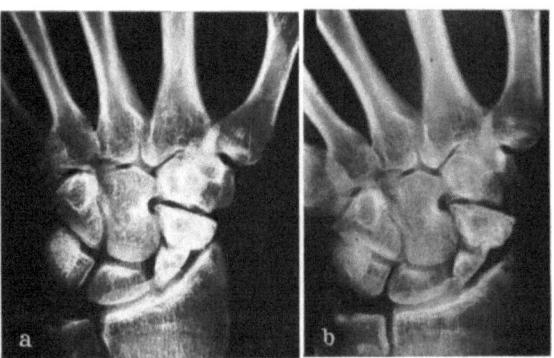

Abb. 21. Pat. N 10: Navicularepseudarthrose mit Sklerose, Deformierung des proximalen Fragmentes und Arthrosis deformans im Radiocarpalgelenk (a); b Kontrolle fast 1½ Jahre nach Denervation

senoperation auch auf jene Fälle auszudehnen, die bereits eine Arthrosis deformans geringfügigen Grades erkennen lassen. Wir sind dabei von der Überlegung ausgegangen, daß die Arthrose im Handwurzelbereich anderen Bedingungen als beispielsweise an den großen Gelenken der unteren Extremität (BURCKHARDT) unterliegt und sich nur relativ langsam entwickelt, so daß von einer Ausheilung der Pseudarthrose selbst in diesem Stadium noch ein günstiger Einfluß auf die Weiterentwicklung des degenerativen Prozesses erwartet werden kann, weil damit an sich die zur Arthrose führenden Ursachen, wie sie weiter oben ausführlich beschrieben wurden, in Wegfall kommen. Eine Deformierung oder Nekrose eines Kahnbeinfragmentes darf freilich nicht vorliegen. Neben sozialen Erwägungen ist weiterhin das Alter des Patienten für die Indikation von wesentlicher Bedeutung. Die Pseudarthrose wurde deshalb in diesem Stadium auch nur bei jüngeren Patienten operativ angegangen, und zwar einmal in Form einer Matti-Plastik (N 9) und zweimal als zentrale Spanung (N 13 und 14). Bei der gleichzeitig vorzunehmenden Denervation haben wir uns bisher an das Ergebnis der Testausschaltung gehalten, glauben aber, daß die Durchtrennung der Nervenbahnen 1, 2, 3, 4 und 6 das zweckmäßigere Verfahren darstellen dürfte. In allen 3 Fällen führte dieses kombinierte Verfahren zum gewünschten Erfolg, was auch röntgenologisch an Hand der Bildserie der Abb. 22 zum Ausdruck kommt (N 13). Der Eingriff wurde in diesem Fall vor fast $2^{1}/_{4}$ Jahren durchgeführt, die Konsolidierungszeit der Pseudarthrose betrug knapp 6 Monate. Der Patient arbeitet seither beschwerdefrei in seinem alten Beruf als Schmied.

Bei dieser Gelegenheit sei kurz darauf hingewiesen, daß für die Behandlung der Navicularepseudarthrose heute 2 Methoden allgemeine Bedeutung erlangt haben, nämlich die technisch relativ einfache Matti-Plastik mit volarem Zugangsweg und die sogenannte extraartikuläre

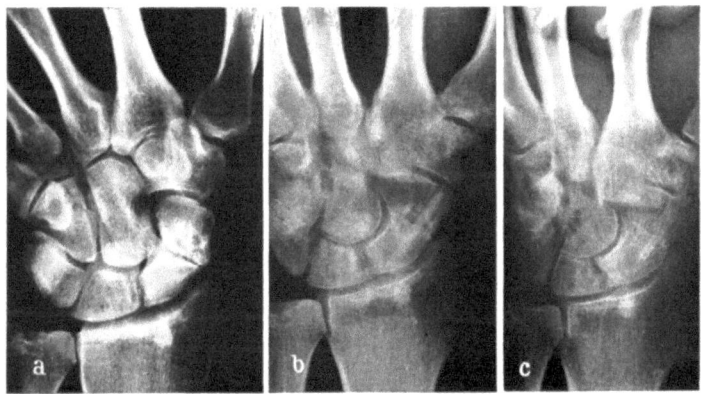

Abb. 22. Pat. N 13: 8 Jahre alte Navicularepseudarthrose mit leichten arthrotischen Veränderungen. a präoperativer Befund; b und c Kontrollen 3 bzw. knapp 6 Monate nach zentraler Naviculare-Spanung und Denervation

Spanbolzung. Wir bevorzugen an der hiesigen Klinik seit einigen Jahren die sogenannte zentrale Spanung. Dieser zunächst etwas komplizierte Eingriff konnte inzwischen durch Umwandlung zum offenen Verfahren, unter Verwendung einer übersichtlichen Schnittführung in Anlehnung an den Zugangsweg von RUSSE, durch Konstruktion eines auf die Größe des Kahnbeines abgestimmten Instrumentariums, das die routinemäßige Durchführung einer autoplastischen Spanung im praktisch halbautomatischen Verfahren erlaubt, und durch geeignete Wahl der Spanentnahmestelle (Olecranonmassiv) wesentlich vereinfacht werden (WILHELM und SPERLING). Die zentrale Navicularespanung ist seither an unserer Klinik zur Methode der Wahl geworden, da sie gegenüber der Matti-Plombierung den Vorteil einer exakten gegenseitigen Fixierung der beiden Kahnbeinfragmente bietet. Gerade diese Stabilisierung stellt aber eine der wichtigsten Voraussetzungen für die Ausheilung einer Pseudarthrose dar. Ferner läßt sich durch einen genau passenden Knochenspan eine Stufenbildung im Pseudarthrosenbereich am besten beseitigen bzw. vermeiden. Abb. 22 zeigt das Ergebnis einer derartigen zentralen Spanbolzung.

Abschließend sei betont, daß eine Pseudarthrose des Kahnbeines bei bereits vorhandenen geringfügigen arthrotischen Veränderungen nur dann operativ angegangen werden sollte, wenn dadurch am Kahnbein wieder weitgehend normale Verhältnisse geschaffen werden können.

Unterstellt man die allgemeine Erfahrung, daß für die subjektiven Beschwerden bei einer Kahnbeinpseudarthrose in erster Linie die sich sekundär entwickelnde Arthrosis deformans und nicht die Pseudarthrose selbst verantwortlich zu machen ist (HOPF), dann ergeben sich einige Bedenken gegen die Konzeption verschiedener palliativer Operationsverfahren, wie z.B. der Styloidektomie, die übrigens erstmals auch von BARNARD und STUBBINS vorgenommen wurde. Wenn die Pseudarthrose also gar nicht als Hauptursache der Schmerzen in Frage kommt, warum soll man dann erst die „schädliche Einwirkung" des Proc. styloideus radii auf das distale Fragment, also letztlich auf die Pseudarthrose ausschalten ? Außerdem fällt auf, daß die Styloidektomie offenbar doch nur in den Fällen zur Schmerzfreiheit führt, die entweder keine oder aber nur eine auf den radialen Anteil des Radiokarpalgelenkes beschränkte Arthrose erkennen lassen. Ferner scheint trotz Styloidektomie auch bei kurzfristig bestehenden Pseudarthrosen, ohne röntgenologisch nachweisbare degenerative Veränderungen, die Möglichkeit für das Auftreten stärkerer Schmerzen gegeben zu sein, wie der von ERLACHER auf S. 525 abgebildete und beschriebene Fall beweist. Daraus möchten wir die Vermutung ziehen, daß das wesentliche Moment der Styloidektomie gar nicht so sehr in der Beseitigung der Griffelfortsatzspitze zu sehen ist, als vielmehr in einer bei dem Operationsakt unbewußt durchgeführten Zerstörung bzw. Durchtrennung von schmerzleitenden Nervenstrukturen. Hier sind nicht nur die Gelenkäste des R. superficialis ni. radialis und die in den proximalen Abschnitt der Tabatière einmündenden Fasern des N. interosseus dorsalis und des N. cutaneus antebrachii radialis zu nennen, sondern auch die aus dem Periostbereich des abgetragenen Knochenabschnittes entstammenden Periost-Gelenk-Fasern samt den darin enthaltenen Knochennerven. Die Mißerfolge der Styloidektomie müßten dann im Hinblick auf Grad und Ausdehnung der Arthrose auf eine ungenügende Denervation zurückgeführt werden. Durch diese Bemerkungen soll allerdings nicht bestritten werden, daß sich die Styloidektomie als solche bei Vorliegen einer richtigen arthrotischen Ausziehung auf die Mechanik und Funktion des Gelenkes günstig auswirken kann.

Ähnliche Überlegungen lassen sich unseres Erachtens auch hinsichtlich der Wirkungsweise der sogenannten Fascien-Fettlappen-Interposition (BENTZON und Mitarb.) anstellen.

3. Zur Behandlung der Arthrosis deformans im distalen Radioulnargelenk

Das distale Radioulnargelenk neigt nach F. LANG in besonderem Maße zu degenerativen Veränderungen, vor allem nach Verletzungen. Der in diesem Gelenk sich abspielenden Arthrosis deformans, auf deren Ätiologie wir bereits eingegangen sind, kommt daher auch praktische Bedeutung zu. Symptomatologisch zeichnet sie sich vor allem durch meist ziehende und stechende Schmerzen im Handgelenk aus, die besonders bei Belastung auftreten und häufig an der Dorsalseite zum Unterarm ziehen. Charakteristisch ist ferner die Verschlimmerung der Schmerzen beim kräftigen Faustschluß, bei den Umwend- und den Abduktionsbewegungen. Auch Angaben über Kraftlosigkeit sowie Knarren und Knirschen im Handgelenk stellen keine Seltenheit dar. Klinisch läßt sich die Diagnose bereits weitgehend durch den Palpationsbefund des mehr oder minder schmerzhaften Gelenkes, das nicht all zu selten eine Lockerung des Bandapparates aufweist, sowie durch die charakteristische Schmerzäußerung bei passiv, unter gleichzeitiger Kompression des Gelenkes durchgeführten Rotationsbewegungen stellen. Der klinische Befund fällt hier besonders ins Gewicht, da die röntgenologische Sicherung der Diagnose bei der besonderen Form des Gelenkes nicht immer gelingt, was vor allem für die Anfangsstadien der degenerativen Veränderungen gilt.

Für die Therapie des oftmals mit einer beträchtlichen Funktionseinbuße einhergehenden Leidens stehen uns zunächst einmal jene zahlreichen konservativen Maßnahmen zur Verfügung, wie sie heute für die Behandlung der Arthrosis deformans im allgemeinen angegeben werden. Besonders erwähnt seien hier die vorübergehende Ruhigstellung, die intraartikuläre Applikation von Cortisonderivaten und die Röntgenbestrahlung. Ihr Erfolg ist jedoch höchst wechselnd und nur selten von längerer Dauer. Damit stellt sich auch hier die Frage nach einer operativen Behandlungsmöglichkeit. Die Angaben darüber in der Literatur sind freilich spärlich.

BUNNELL empfiehlt hierfür die Lauensteinsche Operation, bei der das distale Radioulnargelenk versteift und die Rotationsfähigkeit des Vorderarmes durch eine künstlich gesetzte Ulnadefektpseudarthrose ermöglicht wird. Dieser zweifellos sichere Eingriff, der bekanntlich auch bei der traumatischen Luxation angewendet wird (BETTE), stellt jedoch eine sehr eingreifende Maßnahme dar und erfordert eine relativ lange Behandlung. Eine andere Möglichkeit bietet die Resektion des distalen Ellenabschnittes nach DARRACH (zit. nach CAMPBELL), die aber wegen der nachfolgenden Deformität im Handwurzelbereich weniger zu empfehlen ist (WACHSMUTH). WITT weist 1956 in seinem Übersichtsreferat darauf hin, daß kleine Handgelenksmanschetten meist ohne Erfolg sind, da sich hierdurch die Drehbewegungen des Unterarmes nicht ausschalten lassen. Neben der Exstirpation des Ulnaköpfchens empfiehlt er die Arthroplastik mit Fettläppchen oder Fascie bei gleichzeitiger Durchführung einer sparsamen Resektion des Ulnaköpfchens. Ein weiteres Verfahren stellt schließlich die subcapituläre Resektion des Ulna-Schaftes dar (MOBERG), die ursprünglich von BÖHLER zur Mobilisierung der Unterarmdrehsteife infolge knöcherner Ankylose des distalen Radioulnargelenkes angegeben worden ist (HUNDEMER). Postoperativ sieht man hiernach zwar eine gewisse Besserung des Befundes; sobald die einzelnen Bewegungen jedoch unter Belastung durchgeführt werden, erfolgt Schmerzäußerung. Außerdem fällt bei derartig operierten Handgelenken eine gewisse Instabilität in ulnarer Richtung auf.

Für die Behandlung der Arthrosis deformans in diesem kleinen Gelenk hat sich bislang offenbar keines der geschilderten Verfahren allgemein durchsetzen können, nicht zuletzt deshalb, weil anscheinend eine gewisse Zurückhaltung besteht, an diesem Gelenk überhaupt operativ vorzugehen. Andererseits stellen die genannten Operationen in Anbetracht der meist nur geringfügigen morphologischen Gelenkveränderungen, die röntgenologisch oftmals ja gar nicht faßbar sind, relativ eingreifende Maßnahmen dar.

Es wäre deshalb auch bei den degenerativen Veränderungen im distalen Radioulnargelenk die Möglichkeit zu erwägen, ohne Veränderung der ursprünglichen Gelenkfunktion Schmerzen durch Neurotomie zu beseitigen. Wie die eindeutigen Ergebnisse unserer Testausschaltungen bei insgesamt 10 Handgelenken (L 3, 4, 6, 7, 9 und 11; C 4; F; N 3 und 11) ergeben haben, sind die Voraussetzungen für ein solches Vorgehen in der Tat gegeben. Das Gelenk wird nämlich an der Dorsal- wie auch an der Ventralseite von je einem Gelenkast versorgt, dem N. interosseus dorsalis und ventralis. Die Novocainblockade eines oder beider Nerven hatte stets Schmerzfreiheit zur Folge. Die operative Ausschaltung konnte bisher bei 5 der genannten Patienten durchgeführt werden, davon 4-mal mit vollem Erfolg (L 3; F; N 3 und 11) und 1-mal ohne jegliche Besserung (L 4). Allerdings handelte es sich hierbei in keinem Fall um eine isolierte Erkrankung des Gelenkes, wodurch unseres Erachtens jedoch die Bedeutung der Ergebnisse in keiner Weise geschmälert wird (Abb. 23).

Nach unseren bisherigen Erfahrungen bei der Denervation der Handwurzel dürfte es sich empfehlen, bei isolierter Erkrankung des distalen Radioulnargelenkes den dorsalen und ventralen Zwischenknochennerven zu durchtrennen, auch dann, wenn die Schmerzleitung nach dem Novocaintest nur über einen der beiden Nerven verläuft. Ferner sollten bei Mitbetroffensein der distal anschließenden Gelenkregion, insbesondere des Discus articularis, auch die Gelenkfasern des N. cutaneus antebrachii dorsalis sowie des R. dorsalis manus ni. ulnaris durchtrennt werden.

Die entsprechenden Operationsakte wurden bereits genau geschildert. Es handelt sich um die Ausschaltung der Nervenbahnen 1 und 6 sowie 9 und 10 der Abb. 6 und 7. Dabei kann der N. interosseus ventralis, abweichend von unserem bisherigen Vorgehen, auch von einem ulnarseitigen Zugangsweg, bei dem der dorsale Ulnarisast zur Vermeidung einer Schädigung ventral verbleiben sollte, aufgesucht werden. Dabei kommt die ventrale Gelenkregion übersichtlicher zur Darstellung.

Die Denervation dieses Gelenkes kann als ein sehr einfaches und schonendes Verfahren bezeichnet werden, bei dem die ursprüngliche Gelenkfunktion und die Stabilität der Handwurzel in keiner Weise gestört werden. Es besitzt gegenüber den bisherigen Operationsverfahren außerdem den Vorteil einer nur kurzfristigen Behandlungsdauer und kann ohne weiteres ambulant durchgeführt werden. Eine genaue Bewertung der

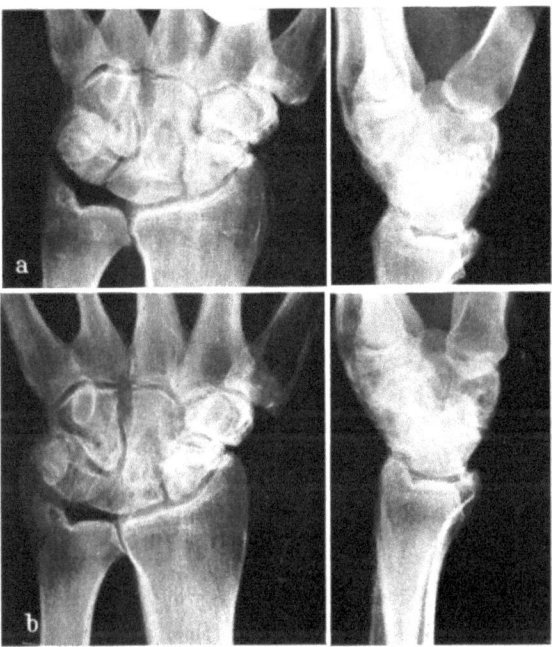

Abb. 23. Pat. N 3: Arthrosis deformans im distalen Radioulnargelenk nach de Quervainscher Luxationsfraktur; Navicularepseudarthrose mit ausgedehnten arthrotischen und cystisch-degenerativen Veränderungen der Handwurzel (a); b Kontrolle $9^{1}/_{2}$ Monate nach Denervation

Erfolgsaussicht wird freilich erst die Erfahrung bei einer größeren Anzahl von Operierten ermöglichen. Die Indikation zu dem Eingriff sollte jedoch erst nach Versagen konservativer Maßnahmen gestellt werden, und zwar nur dann, wenn die gezielte Novocaininjektion Schmerzfreiheit erbringt.

4. Zur Denervation der Langfingermittelgelenke

Eine schmerzhafte, mehr oder minder starke Funktionseinschränkung der Fingergelenke kann Ausdruck bzw. Folge der verschiedensten Schädigungen und Verletzungen sein. Sie begegnen uns in ihrer einfachsten und zugleich häufigsten Form als Distorsion, Kontusion, Subluxation und

Luxation des Gelenkes. Ihre Behandlung ist nicht so sehr schwierig als langwierig, und zwar ist es in erster Linie die Schädigung des Kollateralligamentapparates, von der einfachen Zerrung bis zur Ruptur reichend, die bei unzweckmäßiger oder zu spät eingeleiteter Therapie für die Schmerzhaftigkeit und mangelnde Belastungsfähigkeit des Gelenkes anzuschuldigen ist. Dieser Zustand kann bekanntlich erst nach vielen Monaten abklingen, und selbst danach bleibt das betroffene Gelenk den geringfügigsten Traumen gegenüber noch für längere Zeit anfällig. Die Schmerzbeseitigung bei derartigen meta- und posttraumatischen Zuständen, die nicht zuletzt in der überreichlichen nervösen Versorgung der Fingergelenke ihre Erklärung finden, stellt daher eine therapeutische Forderung dar, die jedoch bis heute noch nicht befriedigend gelöst wurde.

Als weitere Ursachen einer schmerzhaften Fingergelenkfunktion sind Deformierungen der gelenkbildenden Knochenabschnitte, wie z. B. infolge offener Gelenkverletzungen, artikulärer und partikulärer Frakturen, und infektiöse Prozesse zu nennen, ferner die Arthrosis deformans als direktes posttraumatisches Geschehen sowie im Anschluß an ein schweres Sudecksches Syndrom. In therapeutischer Hinsicht sind hier die Bedingungen wesentlich günstiger, auch nach Versagen konservativer Maßnahmen. Je nach den Gegebenheiten können wir zwischen der Arthroplastik, der Arthrodese, der Endoprothese (z. B. nach BRANNON) und der freien Transplantation eines Gelenkes oder Gelenkabschnittes wählen; als ultima ratio gilt nach wie vor die Amputation. Diese therapeutischen Möglichkeiten, deren Indikationsgebiete heute als fest umrissen gelten dürfen (BUNNELL; HERZOG; MOBERG; ZRUBECKY und KELLER u. a.) reichen jedoch bei weitem nicht aus, um in allen Fällen eine optimale Behandlung durchführen zu können. Dies gilt vor allem für jene Gelenke, deren schmerzhafte Funktionsminderung durch geringe morphologische Veränderungen verursacht ist. Es fällt dann schwer, sich zu einem der geschilderten, doch recht eingreifenden Operationsverfahren zu entschließen, letztlich nur dadurch veranlaßt, durch Beseitigung des Schmerzes den betroffenen Finger für die Funktion zu erhalten. Dieses Ziel über eine Arthrodese, dem wohl meist geübten und anwendbaren Verfahren, zu erreichen, bedeutet aber nicht immer einen reinen Gewinn, wie z. B. die Versteifung eines geringfügig arthrotisch veränderten Gelenkes beweist.

Für die Behandlung schmerzhafter Fingergelenke drängt sich daher zumindest für jene Fälle, bei denen die Beschwerden durch Läsion des Kapselapparates oder aber durch relativ geringe Veränderungen an den Gelenkkonturen bedingt sind, die Frage nach einem weniger eingreifenden Behandlungsverfahren auf, wodurch die für die Funktion des Gelenkes notwendigen Abschnitte erhalten bleiben. Ihre Beantwortung erscheint um so wichtiger, als Arthroplastiken an den funktionell wichtigen Langfingermittelgelenken nur in seltenen Ausnahmefällen gelingen und die seit langem bekannten Endoprothesen zu keiner befriedigenden und allgemein anerkannten Lösung des Problems geführt haben. Außerdem wird die Arthrodese in ihrem Wert gerade am Mittelgelenk dadurch eingeschränkt, daß sie nur bei weitgehend freier Funktion des Grundgelenkes indiziert ist. Die freie Verpflanzung von Gelenken schließlich, wie sie beispielsweise vor kurzem von ZRUBECKY und KELLER für das Mittelgelenk beschrieben wurde, stellt einen sehr diffizilen und noch keineswegs hinreichend erprobten Eingriff dar, der unseres Erachtens nur bei schwerster Schädigung eines Gelenkes versucht werden sollte.

Wir haben deshalb, ausgehend von unseren Erfahrungen bei der Schmerzausschaltung an der Handwurzel, versucht, die eben aufgezeichnete therapeutische Lücke ebenfalls durch ein Denervationsverfahren zu

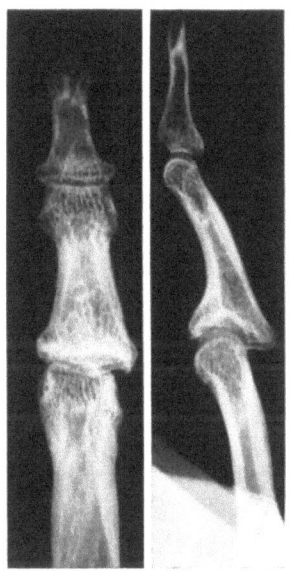

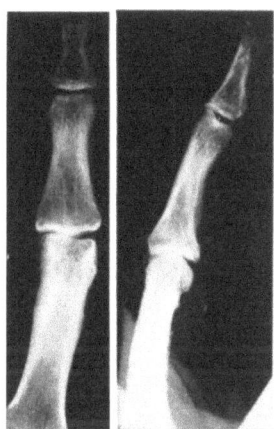

Abb. 25. Pat. D 3: Zustand nach Luxation im Mittelgelenk mit deutlichen arthrotischen Veränderungen. Kontrolle 12 Monate nach Denervation

Abb. 24. Pat. D 2: Zustand nach Fraktur im Basisbereich des Mittelgliedes mit Subluxationsstellung und geringen arthrotischen Veränderungen. Kontrolle 13 Monate nach Denervation

schließen, wobei das Mittelgelenk aus genannten Gründen unser besonderes Interesse beanspruchte. Auch schien eine Denervation hier technisch am leichtesten durchführbar. Das in seinen Einzelheiten genau beschriebene Verfahren (Abb. 16) wurde bei 4 Gelenken erprobt. Dabei handelte es sich um eine 3 Monate alte radiale Kollateralligamentverletzung an einem Mittelfinger, eine sehr schmerzhafte Wackelsteife infolge einer veralteten intraartikulären Ringfingerfraktur (Abb. 24), ein äußerst schmerzhaftes, beiderseits instabiles Mittelfingergelenk mit Arthrosis deformans und röntgenologisch nachweisbarer Subluxationsstellung (Abb. 25) sowie um eine veraltete Mittelfingerluxationsfraktur mit hochgradiger Deformierung der gelenkbildenden Knochenabschnitte.

Durch Denervation konnte nicht nur in 3 der 4 Fälle völlige Beschwerdefreiheit erreicht werden (D 1 bis 3), sondern es kam auch im Laufe der

Zeit bei 2 dieser Gelenke zu einer bedeutenden Besserung des Bewegungsumfanges (D 2 und 3). Dabei lag die Operation bei den beiden ersten Gelenken 13 Monate und bei dem dritten Gelenk genau 1 Jahr zurück. Dagegen konnte an dem 4. Gelenk durch die Denervation kein Erfolg erzielt werden. Es lag hier infolge Kapselschrumpfung und Aussprengung mehrerer Fragmente ein Repositionshindernis vor, nach dessen Beseitigung die genaue Revision des Gelenkes nur noch im ulnaren Bereich der Trochlea eine normale Knorpelbedeckung ergab. Die auf Grund dieses Befundes vorgeschlagene sofortige Versteifung des Gelenkes wurde von der Patientin jedoch abgelehnt, so daß die Denervation in diesem Fall lediglich den Versuch einer Notlösung darstellt.

Diesen Mißerfolg können wir uns nur durch die Möglichkeit einer Schmerzleitung über die sogenannten perivasculären Knochennerven erklären, was ohne weiteres erhellt, wenn man bedenkt, daß mit Beendigung der Operation praktisch ein Zustand nach Gelenkresektion, also ein Freiliegen der feinen Nervenstrukturen im spongiösen Knochen im Trochlea- und Basisgebiet vorlag. Dadurch können bereits kleinste Bewegungen der sich berührenden ungedeckten Knochenflächen Schmerzen verursachen. Für die Richtigkeit dieser Ansicht spricht u. a. auch die weitgehende Schmerzfreiheit nach Arthroplastik, bei der eine derartige Irritationsmöglichkeit der Knochennerven durch Abdeckung des im Bereich der Spongiosa angefrischten Knochens mit Fascie oder Cutis weitgehend unterbunden wird. Diese Abdeckung des Knochens hat die Natur in Gestalt der ,,Knochenstumpfheilung" nach Amputationen bereits vorweggenommen. Ein weiteres Beispiel stellt die gut bewegliche Pseudarthrose dar, die im Gegensatz zu der ursprünglichen Fraktur ebenfalls nicht mehr schmerzhaft ist.

Wir haben bei der Besprechung der Ergebnisse der Handwurzeldenervation gesehen, daß der Erfolg nicht nur von der Schwere der Gelenkveränderungen, sondern auch von der Ausdehnung des schmerzhaften Prozesses abhängt. Dem ist auf Grund obiger Ausführungen hinzuzufügen, daß es bei der Beurteilung dieser Frage ganz besonders auch darauf ankommt, ob und inwieweit noch Gelenkknorpel, die physiologische Abdeckung der gelenkbildenden Knochenabschnitte, vorhanden ist.

5. Weitere Möglichkeiten der Schmerzausschaltung

Die bisherigen Ergebnisse der an den Hand- und Fingergelenken durchgeführten Denervationen berechtigen zu der Hoffnung, auch die nach schlecht verheilten typischen Radiusfrakturen zu beobachtende Arthrosis deformans des Radiokarpalgelenkes erfolgreich angehen zu können. Hierzu müßte nach unseren Erfahrungen mindestens die Durchtrennung des N. interosseus dorsalis, der Gelenkfasern des R. superficialis ni. radialis und N. cutaneus antebrachii radialis sowie des N. interosseus volaris vorgenommen werden. Bei der Häufigkeit dieser Bruchlokalisation dürfte dem vorgeschlagenen Eingriff bei günstigen Spätergebnissen eine große praktische Bedeutung beizumessen sein. Dies gilt in ganz besonderem Maße auch für die Denervation des Daumensattelgelenkes, da uns hier zur Schmerzausschaltung bislang nur die technisch nicht ganz einfache Bolzungs- bzw. Verriegelungs- und Kompressionsarthrodese zur Verfügung steht, wodurch dieses für die Funktion des Daumens so wichtige Gelenk geopfert wird. Ferner scheint nach den Ergebnissen unserer anatomischen Untersuchungen auch noch die Denervation der Daumen- und der übrigen Langfingergelenke möglich und aussichtsreich zu sein.

Schließlich ist die Kenntnis der geschilderten Gelenknerven auch noch für die Leitungs- und Infiltrationsanästhesie von Bedeutung, vor allem für Eingriffe im Handrückenbereich. Um hier wirklich schmerzfrei operieren zu können, bedarf es nämlich nicht nur der Blockade der Hautnerven (R. superficialis ni. radialis, N. cutaneus antebrachii dorsalis und R. dorsalis manus ni. ulnaris), sondern auch der subfascial gelegenen Gelenknerven, wie sie Abb. 3 zeigt. Da dieses Nervennetz dem Kliniker bisher unbekannt war, gab es bei einem dorsalen Vorderarmblock verständlicherweise meist Versager, so daß man sich lieber der Infiltrationsanästhesie bediente. Aber auch hierbei muß man manchmal nachinjizieren, wie z. B. die Erfahrungen beim Freipräparieren des Stieles eines Handrückenganglions lehren. Dies wird heute aber ohne weiteres als Folge einer mangelhaften Anästhesie des N. interosseus dorsalis verständlich. Weitere Beobachtungen bei der Operation des typischen Handrückenganglions haben uns gezeigt, daß bei einer entsprechenden Ausdehnung des Befundes nach distal auch noch die gleichzeitige Ausschaltung der Rr. perforantes ni. ulnaris im 2. und 3. Intermetakarpalraum zweckmäßig ist. Ist das Ganglion mehr in querer Richtung entwickelt, so empfiehlt sich schließlich noch die Anästhesie der Rr. articulares ni. cutanei antebrachii radialis.

Auch Eingriffe im radialen Abschnitt der Handwurzel, wie z. B. am Kahnbein, lassen sich, falls notwendig, in einer Leitungsanästhesie durchführen. Hierzu ist nach dem Vorgehen bei der früher geschilderten Testausschaltung (Abb. 6 und 7) die Blockade des oberflächlichen Radialisastes, des R. articularis ri. palmaris ni. mediani, des N. interosseus volaris und des 1. Intermetakarpalnerven erforderlich.

Auf die Möglichkeit einer Unterbrechung des letztgenannten Gelenknerven ist übrigens schon von dem Schweizer Anatomen WINCKLER hingewiesen worden. Sie kann ferner therapeutisch genutzt werden, und zwar beim sogenannten Intermetacarpalschmerz, wie er im Rahmen eines unteren Cervicalsyndroms beobachtet wird. Die Möglichkeit einer derartigen Heilanästhesie ist nicht ohne Belang, zumal die lokale Corticoidapplikation, ansonsten „die Methode der Wahl", nach unseren Erfahrungen gerade bei den Manifestationen des Cervicalsyndroms im Handbereich eine große Versagerquote aufweist. Ob darüber hinaus die Anästhesie bestimmter Nervenbahnen auch für die Behandlung der Styloiditiden, der Insertionstendopathien und der neuroirritativen Formen der chronisch rezidivierenden Sehnenscheidenentzündungen von Bedeutung sein kann, bleibt noch abzuwarten.

6. Kritik des Verfahrens

Das Verfahren der Denervation ist durch seine Anwendung bei der Arthrosis deformans des Hüftgelenkes allgemein bekannt geworden. Zahlreiche Publikationen haben sich mit diesem Thema befaßt und die günstigen Erfolge des Eingriffes nach dem von TAVERNIER angegebenen Vorgehen bestätigt. Nach Berichten anderer Autoren soll jedoch die nach dem Eingriff eintretende Besserung nur wenige Monate anhalten. SIEMON, SCAGLIETTI, WITT u. a. kommen daher auf Grund ihrer Erfahrungen zu dem Schluß, daß die Denervation des Hüftgelenkes nicht das gehalten hat, was man sich von ihr zunächst versprochen hatte. Auch ist darauf hingewiesen worden, daß TAVERNIER seine Methode inzwischen selbst wieder aufgegeben hat. Tatsächlich wurde von diesem Autor, der noch 1942 die Erfolgsquote der alleinigen Durchtrennung der sensiblen Fasern des N. obturatorius mit 75% angegeben hat, in einer 9 Jahre später erschienenen Veröffentlichung anstatt der Neurotomie die Kapselresektion als der zuverlässigere Eingriff empfohlen. Trotzdem ist in späteren Jahren die Denervation immer wieder durchgeführt worden, und zwar mit günstigen Ergebnissen (FABIAN, LEMBCKE, MARCACCI und SCHÜRMANN).

Diese unterschiedliche Beurteilung des Verfahrens beruht sicherlich vor allem darauf, daß oftmals die Nachuntersuchungszeiten zu kurz gewählt waren, wie aus den Untersuchungsergebnissen von SCHÜRMANN hervorgeht. Er fand nämlich zunächst in 75 bis 80% eine wesentliche Besserung der Schmerzen und nach einem Jahr nur noch in knapp 40%. Ähnlich lassen sich auch die Nachuntersuchungsergebnisse von SIEMON verwerten. Darüber hinaus ist man aber bei der Kritik der Hüftgelenkdenervation bisher im wesentlichen von den postoperativen Ergebnissen ausgegangen und hat dabei eine wichtige Tatsache übersehen: Das Hüftgelenk wird nach den exakten Untersuchungen von GARDNER nicht nur von sensiblen Fasern des N. obturatorius und ischiadicus versorgt, sondern gleichzeitig auch von Ästen des N. femoralis bzw. von seinen Rr. musculares und des N. glutaeus cranialis, außerdem von Zweigen des in den M. quadratus femoris einstrahlenden Nerven sowie von Fasern aus den sympathischen Lumbalganglien, die den Blutgefäßen entlang zum Gelenk ziehen. Von einem Mitarbeiter HROMADAS wurden sogar bis zu 15 Gelenkäste dargestellt. Bei dem Grad und Ausmaß der am Hüftgelenk möglichen arthrotischen Veränderungen ist ferner auch noch mit einer wesentlichen Schmerzleitung über die gelenknahen Periostnerven und die perivasculären Knochennerven zu rechnen. Damit ergibt sich allein aus anatomischer Sicht, daß die in der bisherigen Form durchgeführte Denervation des Hüftgelenkes gar nicht in dem gewünschten Ausmaß und über einen längeren Zeitraum zu Erfolgen führen konnte, zumal präoperativ auch nicht abzusehen war, ob und inwieweit diese Teildenervation überhaupt die im Einzelfall für die Schmerzleitung verantwortlichen Nerven betraf. Als ungünstig muß auch die Technik des Verfahrens angesehen werden, da sie eine präparatorische Darstellung der zu durchtrennenden Nervenäste vorschreibt, und das ausgerechnet an dem von großen Weichteilmassen umgebenen Hüftgelenk. Hinzu kommt, daß die Gelenkarthrose an der unteren Extremität infolge der ständigen Belastung wesentlich ungünstigeren Bedingungen als die im Hand- und Fingerbereich unterliegt, so daß selbst ein gutes Resultat nach alleiniger Ausschaltung des N. ischiadicus und obturatorius aus diesem Grunde zeitlich viel eher begrenzt sein dürfte.

Ähnlich liegen die Dinge bei der Denervation des Kniegelenkes. Die Neurotomie des R. articularis des fibularen Ischiadicus-Stranges und des N. saphenus (SCHÜRMANN) stellt eben, gemessen an unseren heutigen anatomischen Kenntnissen der Kniegelenksinnervation (GARDNER), auch nur eine Teildenervation dar. Auch die Denervation des Schultergelenkes nach NYAKAS und KISS berücksichtigt lediglich einen kleinen Teil der Gelenkinnervation (WILHELM).

Zusammenfassend läßt sich hierzu bemerken, daß die ungünstige Beurteilung, wie sie die Denervation in letzter Zeit erfahren hat, letztlich keine Kritik des Behandlungsprinzips, Schmerzen durch periphere Neurotomie zu beseitigen, bedeutet, sondern lediglich die Bestätigung anatomischer Überlegungen, nach denen die bisher am Hüft- und Kniegelenk geübten Operationen nur eine Teildenervation mit entsprechenden Erfolgschancen darstellen.

Wesentlich aussichtsreicher erscheint dagegen die von NYAKAS angegebene Denervation der Sprung- und tarsalen Gelenke, nicht nur weil sie außer dem N. saphenus (HROMADA) alle präparatorisch darstellbaren Gelenknerven erfaßt, sondern da sie auch erstmals durch eine präoperative Novocainblockade der zu durchtrennenden Nervenstämme eine Auswahl der für die Operation geeigneten Patienten zuläßt. Der Erfolg dieses Verfahrens konnte gerade durch die Einführung des Novocaintestes offenbar bedeutend verbessert werden. NYAKAS weist darauf hin, ,,daß die Denervation ... ein sehr einfaches und viel verläßlicheres und wirksameres Verfahren ist als die konservativen Methoden zur Behebung der Fußschmerzen verschiedenen Ursprungs". Auch ist er der Ansicht, daß ,,die bisher in vielen Fällen als allein wirksam geltende Arthrodese des unteren Sprunggelenkes durch die Denervation überflüssig" geworden ist. Ferner konnte NYAKAS beobachten, daß die Denervation zur Beseitigung von Muskelspasmen und schließlich zu einer wesentlichen Besserung der Gelenkbeweglichkeit führt. Besonders interessant ist außerdem die Feststellung, daß sich die nach einer Arthrodese des unteren Sprunggelenkes auftretenden Beschwerden infolge einer Fehlbelastung in den Nachbargelenken ebenfalls durch eine Neurotomie beheben lassen. Die Denervation wird daher nach einer derartigen Gelenkversteifung ,,als unumgänglich notwendig" gehalten.

Wie eingangs bereits betont, ist bisher an den Hand- und Fingergelenken noch kein geeignetes Denervationsverfahren näher bekannt geworden. Allerdings stießen wir bei der genauen Durchsicht der Literatur auf eine von TAVERNIER im Jahre 1950 veröffentlichte Arbeit über ,,Die Behandlung der Pseudarthrose des Kahnbeins", worin er eine eigene

Methode der „Enervation der Handwurzel", deren Ergebnisse allerdings erst jüngeren Datums seien, erwähnt. Er führt weiter an, daß der interessante Eingriff von M. HUSSENSTEIN aus Tours übernommen worden sei und ein Schwinden der Schmerzen sowie eine Besserung der Funktion erbracht hätte. Der Eingriff, der kurz zuvor in Lyon vor der Chirurgischen Gesellschaft vorgetragen wurde, sei nur bei einer alten Pseudarthrose mit trockener Arthritis indiziert. Aus der Publikation ist jedoch nicht ersichtlich, in welcher Weise die „Enervation" vorgenommen wurde bzw. welche Gelenknerven zu durchtrennen sind; auch rein anatomische Angaben über die Innervation der Handwurzel sind in der Publikation nicht enthalten, ebenso fehlen Literaturhinweise.

Da sich ferner TROJAN und de MOURGEUS in ihrer sehr ausführlichen und sorgfältigen Arbeit bei der Besprechung dieses Themas ebenfalls auf die genannte Publikation TAVERNIERs beziehen, ist wohl anzunehmen, daß die Enervation zunächst als ein aussichtsreicher Versuch der Schmerzausschaltung erschien, dessen weitere Veröffentlichung jedoch dann offenbar unterblieben ist. Auch über das von LEMBCKE 1953 mitgeteilte Vorhaben einer Handgelenkskapsel-Entnervung konnten wir in der späteren Literatur keine Mitteilungen mehr finden.

Das von uns entwickelte Verfahren der Handgelenkdenervation stellt somit zwar nicht den ersten Versuch der Neurotomie bei einer schmerzhaften Kahnbeinpseudarthrose dar, sicherlich aber das erste geeignete Verfahren, um auch auf längere Sicht Schmerzen an der Handwurzel ohne Beeinträchtigung der Funktion auszuschalten. Es ist auf Grund unserer bisherigen Erfahrungen vor allem bei umschriebenen arthrotischen Prozessen indiziert, wie sie sich im Verlauf von Erkrankungen bzw. Verletzungen insbesondere des Mond- und Kahnbeines entwickeln. Vor der Operation sollte als Test und gleichzeitig zur Orientierung über die wichtigsten schmerzleitenden Nervenbahnen stets eine Novocainblockade derselben durchgeführt werden. Der Eingriff selbst hat nicht nur die getesteten Gelenknerven, sondern auch die Ausdehnung des schmerzhaften Prozesses an Hand des Lokal- und Röntgenbefundes zu berücksichtigen. Das Ausmaß der Denervation ist also bisher individuell festgelegt worden, nicht zuletzt auch deshalb, weil bei dem Aufbau des Handgelenkes, das ja ein gekammertes System darstellt, die grundsätzliche Durchtrennung aller Gelenknerven zunächst nicht notwendig schien.

Bei dem entsprechenden Operationsverfahren an den Fingermittelgelenken handelt es sich nach Durchsicht der Literatur um den ersten derartigen Versuch im Fingerbereich. Seine Indikationen sind bereits besprochen worden.

Die Erfolgsaussichten der Denervation sind im allgemeinen um so günstiger, je umschriebener und begrenzter der schmerzhafte Prozeß ist; mit zunehmender Ausbreitung des Befundes dagegen verschlechtern sie sich, und zwar trotz der Möglichkeit einer temporären Schmerzfreiheit durch eine gezielte Novocainblockade, weil sich in diesen Fällen postoperativ die durch den Eingriff unberücksichtigt gebliebenen Möglichkeiten der Schmerzvermittlung, insbesondere über periostale und perivaskuläre Nervengeflechte, immer mehr und mehr auswirken müssen. Die Denervation ist damit gerade für jene schmerzhaften Gelenkaffektionen geeignet, bei denen man wegen der Geringfügigkeit des Befundes noch keine Arthrodese durchführen möchte. Da der Eingriff relativ klein und schonend ist, sollte er darüber hinaus prinzipiell auch bei all den Fällen berücksichtigt werden, wo nach den bisherigen Erfahrungen an sich die Indikation zu einer Arthrodese gegeben war, zumal diese letzte therapeutische Möglichkeit durch die Denervation in keiner Weise beeinträchtigt wird.

Das Verfahren ist grundsätzlich überall da kontraindiziert, wo durch eine gezielte Blockade der bekannten schmerzleitenden Nervenbahnen keine Beschwerdefreiheit zu erreichen ist. Als Kontraindikation dürften nach unseren bisherigen Beobachtungen wegen ihrer diffusen Schmerzausbreitung auch mon- und polyarthritische Prozesse anzusehen sein, ferner jene Gelenke, die einen ausgedehnten Knorpeldefekt aufweisen.

Die an 21 Hand- und 4 Fingermittelgelenken vorgenommene Denervation hatte in 20 Fällen ein erfolgreiches Ergebnis. Die durchschnittliche postoperative Beobachtungszeit[1] belief sich hierbei auf 14 Monate, bei der Kahnbeinserie allein auf 20 Monate. Dieser Beobachtungszeitraum ist wesentlich länger als der in der Literatur mit „wenigen Monaten" angegebene, in dem die anfänglich schmerzfreien oder weitgehend gebesserten Fälle fast alle rezidivieren sollen. Diese Beobachtung hat aber, wie wir bereits bemerkt haben, ihre Ursache letztlich in der Tatsache einer ungenügenden Denervation. In diesem Sinne sprechen auch 2 von uns operierte Handgelenke (L 1, N 7), bei denen erst nach einer zweiten Denervation der gewünschte Erfolg eingetreten ist.

Nach den vorliegenden Operationsergebnissen sind daher die Erfolgsaussichten der Denervation, vor allem an der Handwurzel, als günstig zu beurteilen. Auch haben wir im Laufe der Zeit den Eindruck gewonnen, daß der relativ einfache und kaum belastende Eingriff den zahlreichen konservativen Behandlungsmethoden zur Behebung von Gelenkschmerzen an Wirkung und Zuverlässigkeit überlegen ist.

Nachteilige Folgen dieses Eingriffes haben wir übrigens nicht gesehen; insbesondere konnten wir weder unmittelbar postoperativ, noch bei den späteren Nachuntersuchungen eine klinisch faßbare Störung der Tiefensensibilität feststellen.

Für den Patienten selbst bedeutet der Eingriff an der Handwurzel wie auch an den Fingermittelgelenken eine Hospitalisierung von 1 bis 3 Tagen und eine Gesamtdauer der Arbeitsunfähigkeit von 2 bis höchstens 3 Wochen.

---

[1] Da für die Beurteilung des Behandlungserfolges derartiger Eingriffe im neurochirurgischen Schrifttum ein Beobachtungszeitraum von mindestens 3 Jahren gefordert wird, haben wir die Denervationen der Handwurzel 1 Jahr nach Abschluß der vorliegenden Untersuchungen nochmals überprüft. Von mittlerweile insgesamt 27 operierten Handgelenken waren 21 schmerzfrei bzw. wesentlich gebessert.

Die Denervation stellt somit eine wertvolle Ergänzung unserer therapeutischen Möglichkeiten bei verschiedenen chirurgischen Gelenkerkrankungen dar; nicht zuletzt auch deshalb, weil dadurch jene Lücke geschlossen werden konnte, die bis jetzt zwischen den konservativen Behandlungsmethoden einerseits und der operativen Gelenkversteifung andererseits bestand und sich gerade im Rahmen der im besonderen Maße funktionell ausgerichteten Chirurgie der Hand bislang als spürbarer Nachteil ausgewirkt hat. Die Denervation bietet ferner die Möglichkeit, die Arthrodese auf besonders schwere und völlig therapieresistente Gelenkveränderungen zu beschränken, was insbesondere bei schmerzhaften Erkrankungen der Handwurzel von klinischer und sozialer Bedeutung ist.

F. Zusammenfassung

Unsere therapeutischen Möglichkeiten bei bestimmten schmerzhaften Gelenkaffektionen im Handwurzel- und Fingerbereich sind begrenzt, da die verschiedenen konservativen Behandlungsmaßnahmen meist wenig befriedigend wirken, während die Arthrodese den Schmerz zwar radikal behebt, jedoch unter Verzicht auf die Gelenkfunktion. Dieses Opfer ist aber in vielen Fällen zu groß, um die operative Versteifung eines Gelenkes als Ideallösung der Schmerzbehandlung anerkennen zu können. Vorliegende Untersuchungen beschäftigen sich daher mit der Frage, Schmerzen ohne Verlust der Gelenkfunktion zu beseitigen. Die Möglichkeit der Neurotomie, wie sie für die einzelnen Gelenke an der unteren Extremität als Denervation bzw. Enervation bereits beschrieben worden ist, schien hierzu besonders geeignet und einer genaueren Überprüfung wert.

In dem anatomischen Teil der Arbeit wird nach einem kurzen Überblick über die einschlägige Literatur an Hand der makroskopischen Untersuchung von 5 Händen über die Innervation der Handwurzel- und Fingergelenke berichtet. Danach beteiligen sich an der Versorgung der Handwurzelgelenke folgende Nerven: N. interosseus dorsalis, R. superficialis ni. radialis, N. cutaneus antebrachii radialis, R. palmaris ni. mediani, N. interosseus volaris, N. ulnaris mit R. profundus und R. dorsalis manus, N. cutaneus antebrachii ulnaris und N. medianus. Die Innervation der Fingergelenke dagegen erfolgt nicht nur von proximal her, wie bisher angenommen, sondern auch von distal. Die in der Literatur bekannten Befunde konnten damit ausnahmslos bestätigt und durch zahlreiche neue Präparationsergebnisse ergänzt bzw. vervollständigt werden.

Die makroskopisch darstellbaren Gelenknerven stellen das Hauptsubstrat der Schmerzleitung dar, die jedoch zum Teil auch über die gelenknahe Periostinnervation und über die sogenannten perivaskulären Nervengeflechte erfolgen kann; als weitere Möglichkeit muß bei bestimmten Gelenkveränderungen auch eine Schmerzvermittlung durch die mit den endostalen Gefäßen verlaufenden Nervenfasern in Betracht gezogen werden.

In dem anschließenden klinischen Abschnitt wird zunächst über ein Injektionsverfahren berichtet, wodurch sich die einzelnen präparatorisch dargestellten Nervenbahnen der Handwurzel gezielt blockieren lassen. Hierdurch konnte bei 39 von insgesamt 42 schmerzhaften Handwurzelerkrankungen vollständige temporäre Beschwerdefreiheit erreicht werden. Die restlichen 3 Gelenke zeigten nur noch an umschriebenen Stellen eine gewisse Druckempfindlichkeit. Damit war der Beweis erbracht, daß die Schmerzleitung tatsächlich im wesentlichen über die sogenannten Gelenknerven erfolgt; ferner konnten die einzelnen Patienten durch die gezielte Novocainblockade der schmerzleitenden Nervenbahnen auch gleichzeitig hinsichtlich ihrer Eignung für eine operative Schmerzausschaltung in Form der Denervation getestet werden.

Auf Grund der anatomischen Präparationsergebnisse wurde ein Operationsverfahren zur Denervation der Handwurzel entwickelt und genau beschrieben. Der relativ einfache und kaum belastende Eingriff, der zur Denervation lediglich bei 2 Nervenbahnen eine exakte Darstellung verlangt, schließt die Möglichkeit einer Störung von Sensibilität und Motorik von vornherein aus und konnte bisher bei 17 von 21 Handgelenken erfolgreich erprobt werden. Die hierzu notwendigen Nachuntersuchungen fanden durchschnittlich $1^1/_2$ Jahre nach der Operation statt (vgl. Fußnote S. 96). Im einzelnen handelte es sich um 5 Lunatummalacien, 1 Lunatumluxationsfraktur und 14 Navicularepseudarthrosen mit mehr oder minder starken arthrotischen Veränderungen sowie um eine isolierte Lunatumcyste. Neben dem Grad der erreichten Schmerzfreiheit fand sich auch noch eine auffallende Besserung der groben Kraft und der Beweglichkeit bei 14 bzw. 9 Handgelenken.

Für die Denervation der Handwurzel kommt als Hauptindikationsgebiet die schmerzhafte Arthrose der Handwurzelgelenke in Frage. Hinsichtlich ihrer Ursachen waren im Rahmen der vorliegenden Untersuchungen vor allem das Krankheitsbild der Lunatummalacie sowie der Navicularefraktur bzw. -pseudarthrose von Interesse, auf deren wichtigste Probleme in gesonderten Abschnitten an Hand der Literatur eingegangen worden ist.

Da in den fortgeschrittenen Stadien der Lunatummalacie nur noch die Beseitigung des schmerzhaften Zustandes Aufgabe unseres therapeutischen Bemühens sein kann, kommt der Möglichkeit einer Denervation eine große Bedeutung zu. Aber auch für das erste und zweite Stadium der Erkrankung ist eine operative Schmerzausschaltung nicht uninteressant, nämlich dann, wenn ein Eingriff am Knochen selbst abgelehnt wird oder aber trotz Verordnung einer Stützmanschette immer noch Beschwerden bestehen.

Die Schmerzleitung bei isolierten Lunatumcysten erfolgt vorwiegend über den N. interosseus dorsalis. Es wird daher die Meinung vertreten, daß die nach einem operativen Eingriff von dorsal zu beobachtende Schmerzfreiheit vorwiegend auf einer Läsion dieses Nerven beruht. Besonders eindrucksvoll konnte die Wirkung und Zuverlässigkeit der

Denervation an einer Serie von 14 Arthrosen infolge einer Naviculare-pseudarthrose nachgewiesen werden. Nach einer durchschnittlichen Beobachtungszeit von fast 2 Jahren waren 10 Patienten völlig beschwerdefrei und 2 wesentlich gebessert, was einer Erfolgsquote von $^4/_5$ entspricht; bei den beiden restlichen Handgelenken fand sich infolge einer mangelhaften Denervation nur eine geringgradige Besserung des Befundes. Während andere Palliativmaßnahmen, wie die Styloidektomie oder aber das Verfahren von BENTZON, kontraindiziert sind, sobald sich eine ausgedehntere Arthrosis deformans zeigt, ist eine derartige Einschränkung für unser Verfahren nicht gegeben.

Durch Kombination der bekannten Naviculare-Pseudarthrosen-Operationen mit einer Denervation wurde in 3 Fällen die Indikation dieser Eingriffe auch auf solche Handgelenke ausgedehnt, die bereits geringfügige degenerative Veränderungen aufwiesen, da in diesem Stadium die Ausheilung einer Pseudarthrose nicht ohne wesentlichen Einfluß auf die Weiterentwicklung der Arthrose sein dürfte. Eine derartige Weiterung der Indikation sollte jedoch nur besonders ausgewählten Einzelfällen vorbehalten bleiben. Als günstigste Methode für die Behandlung der Pseudarthrose wird die zentrale Spanbolzung empfohlen.

Die nervöse Versorgung des distalen Radioulnargelenkes erfolgt über den N. interosseus dorsalis und ventralis. Die gezielte Blockade eines oder beider Nerven führte bei 10 Patienten mit klinisch manifester Arthrosis deformans stets zur Schmerzfreiheit; die Denervation konnte bei 4 von 5 Gelenken erfolgreich durchgeführt werden. Obwohl in keinem Fall eine isolierte Erkrankung dieses kleinen Gelenkes vorlag, dürfte eine weitere Verfolgung dieser palliativen Behandlungsmöglichkeit der hier lokalisierten Arthrosis deformans erfolgversprechend und aussichtsreich sein.

Auch für die Behandlung schmerzhafter Fingergelenke stellt die Denervation eine wünschenswerte Erweiterung unserer therapeutischen Möglichkeiten dar. Ein geeignetes Verfahren zur Schmerzausschaltung an den Langfingermittelgelenken wird beschrieben; es konnte inzwischen bei 4 Patienten erprobt werden.

Damit wurden im Handwurzel- und Fingerbereich insgesamt 25 Denervationen durchgeführt, davon 20mal mit Erfolg. Nach den hierbei gewonnenen Erfahrungen haben für den Eingriff als Kontraindikationen vor allem Gelenkprozesse mit diffuser Schmerzausbreitung infolge einer Mon- oder Polyarthritis sowie mit einem ausgedehnten Knorpeldefekt zu gelten; ferner sind alle Patienten auszuschließen, bei denen durch die Testausschaltung keine oder nur eine teilweise Besserung der Schmerzen erzielt werden kann. Bei der Beurteilung eines derartigen Eingriffes an der Handwurzel ist auch zu bedenken, daß die Erfolgsaussichten mit zunehmender Ausdehnung des schmerzhaften Prozesses ungünstiger werden, weil dabei immer mehr und mehr mit der Möglichkeit einer Schmerzleitung über die durch die Denervation unberührt gebliebenen bzw. nicht erreichbaren Nervenstrukturen gerechnet werden muß. Durch die Möglichkeit der Denervation kann die Indikation zur operativen Versteifung eines schmerzhaften Gelenkes wesentlich eingeschränkt werden. Besonders ausgedehnte und schwerste Gelenkveränderungen dürften freilich nach wie vor der Arthrodese vorbehalten bleiben.

Die bisherigen Erfahrungen berechtigen ferner zu der Hoffnung, auch die relativ häufige Arthrose im Radiokarpalgelenk nach typischen Radiusfrakturen sowie im Daumensattelgelenk palliativ erfolgreich angehen zu können. Die genaue Kenntnis der Handgelenkinnervation kann ferner wesentlich zum Gelingen einer Leitungs- und Infiltrationsanästhesie, vor allem bei Eingriffen am Handrücken beitragen und bietet schließlich auch noch die Möglichkeit, auf bestimmte Schmerzzustände, wie sie im Rahmen eines unteren Cervicalsyndroms im Handbereich auftreten, therapeutisch einwirken zu können.

Abschließend wird darauf hingewiesen, daß die am Hüft- und Kniegelenk bereits in größerer Zahl durchgeführten Denervationen bisher nur einen Teil der Gelenkinnervation berücksichtigt haben. Diese wesentliche Tatsache ist bei der Beurteilung dieses Verfahren an der unteren Extremität übersehen bzw. zu wenig bewertet worden.

Literatur

ANDREESEN, R.: Ermüdungserscheinungen des Kahnbeins durch chronisches Trauma (Preßluftwerkzeugarbeiten). Fortschr. Röntgenstr. **60**, 253—263 (1939).
AXHAUSEN, G.: Nicht Malacie, sondern Nekrose des Os lunatum carpi! Langenbecks Arch. klin. Chir. **129**, 26—44 (1924).
—, Über die Unfallentstehung des Mondbeintodes (Lunatumnekrose). Mschr. Unfallheilk. **35**, 329—336 (1928).
—, Über anämische Infarkte im Knochensystem und ihre Bedeutung für die Lehre von den primären Epiphysennekrosen. Langenbecks Arch. klin. Chir. **151**, 72—98 (1928).
AXHAUSEN, W.: Erfahrungen mit der Exkochleation der Spongiosa zur Behandlung der Arthrosis deformans (Vogl). Zbl. Chir. **76**, 678—680 (1951).
BARNARD, L., and S. G. STUBBINS: Styloidektomie of the Radius in the Surgical Treatment of Non-Union of the Carpal Navicular. J. Bone Jt Surg. A **30**, 98—102 (1948).
BAUM, E. W.: Über die traumatische Affektion des Os lunatum. Bruns' Beitr. klin. Chir. **87**, 575—586 (1913).
BENTZON, P. G. K., und A. RANDLOV-MADSEN: Operativ behandlung af invetererede frakturer af os naviculare carpi. Acta chir. scand. **16**, 30—39 (1945).
BERGER, H.: Zur Behandlung der Pseudarthrose des Kahnbeins der Hand. Chirurg **22**, 412—414 (1951).
BERNBECK, R.: Der heutige Stand unseres Wissens von den aseptischen Knochennekrosen. Verh. dtsch. orthop. Ges. (Beilageh., Z. Orthop.) **86**, 305—308 (1955).
BETTE, H.: Über die traumatische Luxation im distalen Radioulnargelenk. Z. Orthop. **89**, 497—505 (1958).
BLENCKE, A.: Ein weiterer Beitrag zur Lunatumnekrose. Arch. orthop. Unfall-Chir. **31**, 188—209 (1932).
BLOCK, W.: Zur Pathogenese unspezifischer Spongiosaerkrankungen der Knochen, insbes. der nach PERTHES-CALVÉ-LEGG, KÖNIG, KÖHLER, KIENBÖCK, OSGOOD-SCHLATTER, AXHAUSEN u. a. benannten und verwandter Krankheitsbilder. Langenbecks Arch. klin. Chir. **174**, 172—207 (1933).
BÖHLER, L.: Konservative und operative Therapie der Fraktur des Os naviculare carpi? Bemerkungen zur gleichnamigen Arbeit von Dr. M. HIRSCH. Wien. med. Wschr. **1935 II**, 1085—1086.
BOEREMA, J.: Über die Pseudarthrose des Os naviculare manus. Arch. orthop. Unfall-Chir. **38**, 42—53 (1937).
BRANNON, E. W.: Erfahrungen mit einer neuen Fingergelenkprothese. Langenbecks Arch. klin. Chir. **282**, 665—667 (1955).
BRAUS, H., und C. ELZE: Anatomie des Menschen, Bd. IV. Berlin: Springer 1940.
BRÄUTIGAM, H.: Die Behandlung der schmerzhaften Arthrosis deformans des Hüftgelenkes durch Gelenkkapselentnervung. Chirurg **21**, 548—550 (1950).
BRUCHHOLZ: Über doppelseitige Lunatummalacie. Dtsch. Z. Chir. **223**, 297—308 (1930).
BUMKE, O., und O. FOERSTER: Handbuch der Neurologie, Ergänzungsband II/1. Berlin: Springer 1928.
BUNNELL, ST.: Die Chirurgie der Hand. (Dtsch. Übersetzung von J. BÖHLER) Wien-Bonn-Bern: W. Maudrich 1959.
BÜRKLE DE LA CAMP, H.: Über die Erkrankungen der Muskeln, Knochen und Gelenke durch Arbeiten mit Preßluftwerkzeugen. Med. Welt **1937**, 1348—1351.

—, Neuere Erkenntnisse in der Beurteilung der Gewebsschädigungen durch Arbeiten mit Preßluftwerkzeugen. Arch. orthop. Unfall-Chir. **40**, 161—168 (1939).
BURCKHARDT, H.: Arthritis deformans und chronische Gelenkkrankheiten. Neue dtsch. Chir. **52** (1932).
BURNETT, J. H.: Further observations on treatment of fracture of the carpal scaphoid (navicular). J. Bone Jt Surg. **19**, 1099—1109 (1937).
CAMITZ, H.: Die deformierende Hüftgelenkarthritis und speziell ihre Behandlung. Acta orthop. scand. **4**, 193—213 (1933).
CARSTENSEN, E., F. KEICHEL und O. SCHLÜTER: Ursachen der Kahnbeinpseudarthrose. Bruns' Beitr. klin. Chir. **204**, 115—124 (1962).
CAVE, E. F.: KIENBÖCK's desease of the lunate. J. Bone Jt Surg. **21**, 858—866 (1939).
—, The Carpus, with reference to the fractured navicular bone. Arch. Surg. **40**, 54—76 (1940).
COHEN, A. J.: New points of view on the nature of lunatomalacia. Arch. chir. neerl. **9**, 309—338 (1957); Ref. Z. org. ges. Chir. **151**, 365 (1958).
CONTZEN, H.: Die Navicularepseudarthrose und ihre Behandlung. Chirurg **28**, 315—318 (1957).
CORDES, E.: Über die Entstehung der subchondralen Osteonekrosen. A. Die Lunatumnekrose. Bruns' Beitr. klin. Chir. **149**, 28—94 (1930).
COTTA, H., und H. MITTELMEIER: Die Arthrose der Handwurzel. Z. Orthop. **91**, 567—582 (1959).
CRUVEILHIER, J.: Traité d'Anatomie Descriptive, Bd. IV. Paris: Labé 1852.
DANIS, A.: Ostéomalacie du semilunaire traitée par exérèse et prothése acrylique. Résultats après trois ans. Acta chir. belg. **50**, 120—126 (1951).
DEBRUNNER, H.: Über die Arthrosis deformans. Z. Orthop. **81**, 212—224 (1951).
—, Über die Arthrosis deformans. Schweiz. med. Wschr. **1954**, 261—264.
DIETERICH, H.: Veränderungen im Röntgenbild nach Lunatumexstirpation. Zbl. Chir. **1932**, 2852—2853.
—, Morphologische Veränderungen am Handgelenk nach Lunatumexstirpation. Langenbecks Arch. klin. Chir. **174**, 146—150 (1933).
DONKERSLOOT, T. A.: Die Entnervung des Hüftgelenkes. Ned. Geneesk. 3674—3679 (1947); Ref. Z. Org. ges. Chir. **121**, 135 (1949).
DÜBEN, W.: Zur Frage der operativen oder konservativen Faustgipsbehandlung des veralteten Kahnbeinbruches und der -pseudarthrose. Chirurg **25**, 63—66 (1954).
DWYER, F. C.: Excision of the carpal scaphoid for ununited fracture. J. Bone Jt Surg. **31** B, 572—577 (1949).
EBERMAYER, F.: Über (isolierte) Verletzungen der Handwurzelknochen. Fortschr. Röntgenstr. **12** (1908).
EDELHOFF, J.: Lunatummalacie und Konstitution. Mschr. Unfallheilk. **58**, 174—181 (1955).
ERLACHER, P.: Über die Styloidektomie zur Behandlung veralteter Kahnbeinbrüche und Pseudarthrosen der Hand. Arch. orthop. Unfall-Chir. **51**, 523—526 (1960).
ERLER, F.: Handwurzelschäden in der durchgangsärztlichen Praxis. Mschr. Unfallheilk. **47**, 279—283 (1940).
—, Zur Frage der Behandlung der Kienböckschen Krankheit. Z. Orthop. **70**, 357—360 (1940).
EUFINGER, H., und H. LEMPERT: Zur Frage der traumatischen Entstehung der Lunatummalacie. H. Unfallheilk. **52**, 71—77 (1956).
FABIAN, F.: Beitrag zur Resektion des N. obturatorius in der Behandlung der Arthrosis deformans coxae. Schweiz. med. Wschr. **38**, 39 (1952).
FICK, R.: Handbuch der Anatomie und Mechanik der Gelenke, Teil I. Jena: G. Fischer 1904.
FILOGAMO, G., und M. ROBECCHI: Innervazione delle capsule e dei legamenti delle articolazioni dell'arto superiore. Arch. ital. Anat. embriol. **55**, 334 (1950).
FISCHER, H. H.: Doppelseitige Lunatummalacie bei ovariellen Störungen. Zbl. Chir. **1940**, 1773—1777.

FRANK, P.: Die Pathogenese der Lunatummalacie und ihre Beziehung zur funktionellen Belastung des Handgelenkes. Bruns' Beitr. klin. Chir. **164**, 200—226 (1936).
FRIEDENBERG, Z. B.: Anatomic considerations in the treatment of carpal navicular fractures. Amer. J. Surg. **78**, 379—381 (1949).
FROHSE, F., und M. FRÄNKEL: In v. BARDELEBENs Handbuch der Anatomie, Bd. II/2. Jena: G. Fischer 1908.
GARDNER, E.: Nerve supply of the knee joint. Anat. Rec. **101**, 109—130 (1948).
—, The innervation of the hip joint. Anat. Rec. **101**, 353—371 (1948).
—, The innervation of the shoulder joint. Anat. Rec. **102**, 1 (1948).
VON GAZA, W.: Über die sekundären Veränderungen („traumatische Malacie") nach Frakturen des Os lunatum und Os naviculare carpi. Münch. med. Wschr. **1914**, 2059—2062.
GEISSENDÖRFER, H.: Erfolgreiche Behandlung veralteter Kahnbeinbrüche der Hand durch Nagelung. Zbl. Chir. **1941**, 343—346.
—, Welche veralteten Kahnbeinbrüche der Hand eignen sich zur Nagelung? Zbl. Chir. **1942**, 421—426.
GIESEKING, H.: Die Nagelung als Behandlungsmaßnahme beim frischen und alten Kahnbeinbruch. Z. Orthop. **80**, 597—605 (1951).
GILLESPIE, H. S.: Excision of the lunate bone in KIENBÖCK's desease. J. Bone Jt Surg. **43** B. 245—249 (1961).
GÖCKE, K.: Beiträge zur Bruchfestigkeit des spongiösen Knochens. Bruns' Beitr. klin. Chir. **143**, 539—573 (1928).
GUILLEMINET et MALLET-GUY: Trois cas d'ostéomalacie du semilunaire droit (maladie de KIENBÖCK) traités avec succès par des opérations sympathiques. Mém. Acad. Chir. **65**, 10—22 (1939).
GUYE, G.: Der Kompressionsbruch und die traumatische Erweichung des Mondbeines. Dtsch. Z. Chir. **130**, 118—166 (1914).
HÄUPTLI, O.: Die Gipsplombe zur Ausfüllung von fehlendem Knochengewebe. Schweiz. med. Wschr. **1952**, 161—168.
—, Die aseptischen Chondro-Osteonekrosen. Berlin: Walter de Gruyter 1954.
HEIM, H : Über den Bruch des Kahnbeins. Berlin: E. S. Mittler & Sohn 1938.
—, Die operative Behandlung der Kahnbeinpseudarthrose. Arch. orthop. Chir. **40**, 264—269 (1939).
—, Warum und wie müssen Kahnbeinfehlgelenke operiert werden? Chirurg **13**, 13—18 (1941).
HENLE, J.: Handbuch der systematischen Anatomie des Menschen, Bd. III/2. Braunschweig: F. Vieweg u. Sohn 1871.
HERZOG, K. H.: Behandlungsergebnisse von Navikularefrakturen, -pseudarthrosen und -zysten. Zbl. Chir. **86**, 769—777 (1961).
HIRSCH, M.: Die Verletzungen der Handwurzel. Ergebn. Chir. Orthop. **8**, 718—782 (1914).
—, Konservative oder operative Therapie der Fraktur des Os naviculare carpi. Wien. med. Wschr. **1935** II, 803—804.
HOFFMEISTER, W.: Behandlung der Kahnbeinbrüche und Pseudarthrosen. Zbl. Chir. **1934**, 2230—2231.
HOHMANN, G., M. HACKENBROCH und K. LINDEMANN: Handbuch der Orthopädie, Bd. 1 u. 3. Stuttgart: G. Thieme 1959.
HOPF, A.: Aussprache auf dem 43. Kongreß der DOG. Beilageh. Z. Orthop. **87**, 166—167 (1956).
HROMADA, J.: Anatomische Bemerkungen zur Frage der Denervation der Gelenke. Z. Orthop. **94**, 419—428 (1961).
HUECK, H., und H. BAUER: Über die operative Behandlung der Naviculare-Pseudarthrose nach MATTI. Chirurg **13**, 517—521 (1941).
HÜHNE, T.: Histologische Befunde bei der sogenannten Lunatum-Malacie und der zweiten Köhlerschen Krankheit. Bruns' Beitr. klin. Chir. **132**, 226—243 (1924).
HULTÉN, O.: Über anatomische Variationen der Handgelenksknochen· Ein Beitrag zur Kenntnis der Genese zweier verschiedener Mondbeinveränderungen. Acta radiol. **9**, 158—168 (1928).
—, Über die Entstehung und Behandlung der Lunatummalacie (Morbus Kienböck). Acta chir. scand. **76**, 121—135 (1935).

HUNDEMER, W.: Die Behebung der Drehsteife des Unterarmes. Chirurg **21**, 594—596 (1950).
—, Beitrag zur extraartikulären Knochenbolzung der Kahnbeinpseudarthrose der Hand. Zbl. Chir. **77**, 274—279 (1952).
JAHNA, H.: Die konservative Behandlung des veralteten Kahnbeinbruchs der Hand. Beilageh. Z. Orthop. **87**, 156—160 (1956).
JANIK, B.: Die Chirurgie der typischen Handwurzelverletzungen. Halle: Carl Marhold 1950.
JAROSCHY, W.: Zur Technik der Exstirpation des nekrotischen und frakturierten Mondbeines. Bruns' Beitr. klin. Chir. **162**, 601—608 (1935).
JIRZIK, H.: Besonderheiten bei perilunären Luxationen der Hand. Mschr. Unfallheilk. **53**, 47—53 (1950).
JOECK, H.: Der Einfluß der Minusvariante HULTÉNS auf die Entstehung der Lunatummalacie, zugleich ein Versuch einer einheitlichen Deutung. Arch. orthop. Chir. **37**, 618—640 (1937).
KÄSTNER, H.: Befund nach $9^{1}/_{2}$ Jahren zurückliegender Mondbeinentfernung. Arch. orthop. Chir. **39**, 597—603 (1939).
KAPPIS, M.: Über Frakturen der Handwurzelknochen und Höhlenbildungen in ihrem Röntgenbild. Arch. orthop. Chir. **21**, 317—345 (1923).
KIENBÖCK, R.: Über traumatische Malazie des Mondbeines und ihre Folgezustände: Entartungsformen und Kompressionsfrakturen. Fortschr. Röntgenstr. **16**, 77—103 (1910).
KINDL, J.: Isolierte Handwurzelknochenverletzungen. Bruns' Beitr. klin. Chir. **67**, 549—569 (1910).
KÖSTLER, J.: Anatomische Beobachtungen zur Frage der Entstehung des Mondbeintodes. Arch. orthop. Chir. **36**, 34—40 (1935).
—, Traumatische Teilnekrosen des Kahnbeines der Hand. Zbl. Chir. **1939**, 2623—2627.
KONJETZNY, G. E.: Welche Stellung nimmt die Lunatumnekrose in der Unfallchirurgie ein? Bemerkung zu dem gleichnamigen Aufsatz von TILLMANN. Chirurg **3**, 929—931 (1931).
KRAMER, G.: Zur Behandlung der Kahnbeinbrüche. Mschr. Unfallheilk. **63**, 259—270 (1960).
KRÖSL, W.: Die Styloidektomie als Palliativoperation der Kahnbeinpseudarthrose. Arch. orthop. Unfall-Chir. **52**, 32—36 (1960).
LAARMANN, A.: Der Preßluftschaden. Leipzig: G. Thieme (1944).
—, Kahnbeinpseudoarthrose und Mondbeinnekrose als Preßluftschaden. Dtsch. med. J. **12**, 189—197 (1961).
LANG, F.: Das distale Radio-Ulnargelenk. Seine Bedeutung in der Unfallmedizin. H. Unfallheilk. **36** (1942).
VON LANZ, T., und W. WACHSMUTH: Praktische Anatomie, Bd. I, Teil 3, 2. Aufl. Berlin-Göttingen-Heidelberg: Springer 1959.
LEMBCKE, W.: Die Gelenkkapselentnervung in der Behandlung der Arthrosis deformans. Zbl. Chir. **78**, 17—20 (1953).
LERICHE, R., et R. FONTAINE: Contribution à l'étude de la maladie de KIENBÖCK son traitement par la sympathectomie périhumérale. Strasbourg méd. **89**, 581—585 (1929); Ref. Z. org. ges. Chir. **50**, 708—709 (1930).
LILIENFELD: Der isolierte, subcutane Bruch des Os scaphoideum der Handwurzel, ein typischer Bruch. Langenbecks Arch. klin. Chir. **69**, 1158—1166 (1903).
LÜTZELER, H.: Die Entstehungsursache der Pseudarthrose nach Bruch des Kahnbeins der Hand. Dtsch. Z. Chir. **235**, 450—467 (1932).
MARCACCI, G.: I risultati a distanza delle enervazioni articolari. Minerva ortop. **5**, 309—312 (1954).
MATTI, H.: Über die Behandlung von Pseudarthrosen mit Spongiosatransplantation. Arch. orthop. Chir. **31**, 218—231 (1932).
—, Über die Behandlung der Navicularefraktur und der Refractura patellae durch Plombierung mit Spongiosa. Zbl. Chir. **1937**, 2353—2359.
MAU, H.: Dysostotische Minusvarianten der Elle und Speiche. (Abortive Madelungsche Deformität — Subluxation der Elle — Lunatummalacie). Z. Orthop. **89**, 17—29 (1958).

McLaughlin, H. L.: Fracture of the carpal navicular (scaphoid) bone. Some observations based on treatment by open reduction and internal fixation. J. Bone Jt. Surg. **36 A**, 765—774 u. 819 (1954).
Moberg, E., und B. Henrikson: Technique for Digital Arthrodesis. A Study of 150 cases. Acta chir. scand. **118**, 331—338 (1959/60).
Moberg, E.: Fractures and Ligamentous Injuries of the Thumb and Fingers. Surg. Clin. N. A. **40**, 297—309 (1960).
—, Underarm och hand. Sonderdruck aus Nordisk lärobok ortopedi, S. 216—231.
Mordeja, J.: Röntgenbild und Krankheitswert degenerativer Veränderung an den Handgelenken von 2000 Bauarbeitern. Radiol. Diagn. (Berl.) **1**, 252—256 (1960).
Müller, W.: Über die Erweichung und Verdichtung des Os lunatum, eine typische Erkrankung des Handgelenkes. Bruns' Beitr. klin. Chir. **119**, 664—682 (1920).
Murray, G.: Bonegraft for non-union of the carpal scaphoid. Brit. J. Surg. **22**, 63—68 (1934).
—, End results of bone grafting for non-union of the carpal scaphoid bone. J. Bone Jt. Surg. **28**, 749—756 (1946).
Nagura, S.: Die Pathologie und Pathogenese der sogenannten Lunatummalacie. Langenbecks Arch. klin. Chir. **197**, 405—427 (1939).
Nell, W.: Anzeigestellung und Technik der Lunatumexstirpation. Bruns' Beitr. klin. Chir. **165**, 619—629 (1937).
Netzer, C. O.: Beitrag zur Entstehung der primären Mondbeinnekrose. Zbl. Chir. **78**, 1326—1330 (1953).
Nitsche, F.: Zur Behandlung der Kahnbeinbrüche. Zbl. Chir. **1937**, 323—324.
Nordmann, O.: Die Behandlung der Lunatummalacie und ähnlicher Erkrankungen mit der Gipsplombe. Zbl. Chir. **1939**, 834—839.
Nyakas, A., u. T. Kiss: Heilung von Beschwerden nach Calcaneusfrakturen mittels Denervation.
—, —, Von Schultergelenksarthrosen stammende Schmerzen. — Heilung durch Denervation. Zbl. Chir. **80**, 955—958 (1955).
Nyakas, A.: Unsere neueren Erfahrungen mit der Denervation des Knöchel- und tarsalen Gelenkes. Zbl. Chir. **1958**, 2243—2249.
Obletz, B. E., L. M. Lockie, E. Milch, and J. Hyman: Early effects of partial sensory denervation of the hip for relief of pain in chronic arthritis. J. Bone Jt. Surg. **31 A**, 805—814 (1949).
Padovani, P.: La section du nerf obturateur dans le traitement des arthrites chroniques de la hanche. Mém. Acad. Chir. **65**, 58—60 (1939).
Palmer, J., und A. Widen: Treatment of fractures and pseudarthrosis of scaphoid with central grafting. Acta chir. scand. **110**, 206—212 (1955).
Partsch, F.: Zur Therapie der Lunatummalacie. Zbl. Chir. **1928**, 1286—1288.
Perey, O.: A re-examination of cases of pseudarthrosis of the navicular bone operated on according to Bentzon's technique. Acta orthop. scand. **24**, 26—33 (1953).
Perschl, A.: Behandlung und Behandlungsergebnisse perilunärer dorsaler Verrenkungen und der Verrenkungen des Mondbeins nach volar. Erg. Chir. Orthop. **35**, 437—517 (1949).
Persson, M.: Causal treatment of Lunatomalacia. Further experiences of operative ulna lengthening. Acta chir. scand. **100**, 531—544 (1950).
Pfab, B., und W. Schosserer: Zur Klinik und Therapie der Verletzungen und Erkrankungen des Mond- und Kahnbeines. Dtsch. Z. Chir. **216**, 356—375 (1929).
Poirier, P., und A. Charpy: Traité d'Anatomie Humaine, Bd. I. Paris: Masson & Cie. 1911.
Pokorny, L.: Ein Beitrag zur Behandlung der Kienböckschen Mondbeinerkrankung der Hand. Med. Klin. **1934 II**, 1464—1468.
Polano, H.: Zur Behandlung der Pseudarthrose des Kahnbeins an der Hand. Chirurg **7**, 245—249 (1935).
Polchau, K.: Ergebnisse nach konservativer und operativer Behandlung der Mondbeinerweichung. Göttingen: Dissertation 1937.

PUFF, J.: Beitrag zur kausalen Bedeutung der Varianten der Unterarmknochen für die Entstehung des Überlastungsschadens im Handgelenk. Beitr. Orthop. **8**, 10—15 (1961).
RAUBER, A., und F. KOPSCH: Lehrbuch und Atlas der Anatomie des Menschen, Bd. I u. III. Leipzig: G. Thieme 1939.
REHBEIN, F.: Zur Behandlung des veralteten Kahnbeinbruches und der Kahnbeinpseudarthrose der Hand. Langenbecks Arch. klin. Chir. **260**, 356—378 (1948).
—, Rhythmische Dauerbeanspruchung spongiösen Knochens. Experimenteller Beitrag zur Frage der Entstehung örtlicher Malacien. Jena: G. Fischer 1951.
RETTIG, H.: Über den heutigen Stand der Behandlung der Arthrosis deformans. Dtsch. med. J. **1955**, 218—223.
RIESS, J.: Kahnbeinpseudarthrosen, operative Behandlung mit Spanverpflanzung und temporärer Verlängerung der Sehne des Musculus flexor carpi radialis. Chirurg **31**, 457—462 (1960).
RINGSTEDT, A.: Doppelseitiger Mb. Kienböck bei zwei Brüdern. Acta chir. scand. **69**, 185—195 (1932).
—, Vierzehn mit Mondbeinentfernung behandelte Fälle Kienböckscher Krankheit. Hosp. tid. **1934,** 57—78; Ref. Z. org. ges. Chir. **66**, 408 (1934).
RITTER, U.: Anzeige, Erfolgsaussichten und Mißerfolge bei der Behandlung veralteter Kahnbeinbrüche und Kahnbeinpseudarthrosen. Chirurg **24**, 212—217 (1953).
ROSSI, F.: Sur l'innervation fine de la capsule articulaire. Acta anat. (Basel) **10**, 161—232 (1950).
ROSTOCK, P.: Ergebnisse operativer und konservativer Behandlung der Mondbeinnekrose. Arch. orthop. Chir. **31**, 439—450 (1932).
—, Die Naviculare-Pseudarthrose. Arch. orthop. Chir. **35**, 193—223 (1935).
—, Ist die Längendifferenz von Radius und Ulna eine Ursache der Entstehung der Lunatumnekrose? Bruns' Beitr. klin. Chir. **178**, 335—348 (1949).
RÜDINGER, N.: Die Gelenknerven des Menschlichen Körpers. Erlangen: F. Enke 1857.
—, Die Anatomie der Menschlichen Rückenmarksnerven, 2. Abt., Tafel VII. Stuttgart: J. G. Cotta 1870.
RÜTHER, H.: Zur Behandlung der Pseudarthrosen am Kahnbein, Innenknöchel und Acromion. Z. Orthop. **79**, 485—499 (1950).
RÜTT, A., und M. HACKENBROCH: Beiträge zur Arthrosis deformans. Beilageh. Z. Orthop. **89**, 1—108 (1957).
RÜTT, A.: Histologische Befunde der Gelenkkapsel und der periartikulären Weichteile bei der Arthrosis defomans. Z. Orthop. **89**, 180—188 (1958).
RÜTTNER, J. R.: Beiträge zur Klinik und pathologischen Anatomie der Kienböckschen Krankheit (Lunatummalacie) Helv. chir. Acta, Suppl. I., Basel 1946.
RUSSE, O.: Behandlungsergebnisse der Spongiosaauffüllung bei Kahnbeinpseudarthrosen. Z. Orthop. **81**, 466—473 (1951).
—, Nachuntersuchungsergebnisse von 22 Fällen operierter veralteter Brüche und Pseudarthrosen des Kahnbeins der Hand. Z. Orthop. **93**, 5—14 (1960).
SAPPEY. Ph. C.: Traité d'Anatomie Descriptive, Bd. III. Paris: Lecrosnier et Babé 1889.
SARROSTE: La valeur de l'infiltration stellaire dans les fractures du scaphoide carpien. Mém. Acad. Chir. **66**, 680—683 (1940).
SCAGLIETTI, O.: Indirizzi di terapia chirurgica dell'artrosi dell'anca nell'eta presenile e senile. Gerontol. Suppl. **4**, 373—382 (1955); Ref. Z. org. ges. Chir. **141**, 101 (1955/56).
SCHINDLER, H.-S.: Erfahrungen mit der Knochenspanimplantation bei Navicularepseudarthrosen. Mschr. Unfallheilk. **64**, 23—29 (1961).
SCHIPPOREIT: Die operative Behandlung der Lunatummalacie. Zbl. Chir. **1936**, 2085—2086.
SCHNEIDER, E.: Zur Pathogenese und Begutachtung der Lunatummalacie. Langenbecks Arch. klin. Chir. **187**, 617—635 (1936).
SCHNEK, F.: Die anatomisch-konstitutionelle Bedingtheit der typischen Handwurzelverletzungen und die Erfolge der konservativen Behandlung. Bruns' Beitr. klin. Chir. **146**, 333—382 (1929).

Schnek, F.: Die Verletzungen der Handwurzel. Ergebn. Chir. u. Orthop. **23**, 1—109 (1930).
—, Die Behandlung der verzögerten Callusbildung des Os naviculare manus mit der Beckschen Bohrung. Zbl. Chir. **1930**, 2600—2603.
Schönbauer, H. R.: Spätergebnisse bei 2 Fällen von perilunären Verrenkungsbrüchen. (Enukleation des Mondbeines und des zentralen Kahnbeinstückes). Zbl. Chir. **78**, 1931—1934 (1953).
Schürmann, H.: Schmerzlinderung bei deformierenden Hüft- und Kniegelenkarthrosen durch sensible Neurotomie der Gelenkkapseln. Chirurg **28**, 472—473 (1957).
Schwädt, K.: Aussprache am 44. Kgr. d. Dtsch. Orthop. Ges. Z. Orthop. **88**, 110—111 (1957).
Sieber, E.: Denervation bei schmerzhafter Hüftarthrosis. Zbl. Chir. **77**, 671—675 (1952).
Siemon, E.: Erfahrungen mit der Denervationsoperation nach Tavernier. Z. Orthop. (Verh. Dtsch. Orthop. Ges. 44 Kgr.) **88**, 98—100 (1957).
Smith, H., and B. Friedman: Treatment of ununited fracture of the carpal navicular by styloidectomie of the radius. J. Bone Jt Surg. **38 A**, 368—376 (1956).
Sonntag, E.: Über Malacie des Lunatum. Fortschr. Röntgenstr. **30**, 487—501 (1923).

Tavernier, L., et P. Mallet-Guy: Maladie de Kienboeck guérie par l'infiltration stellaire. Lyon chir. **36**, 86—90 (1939); Ref. Z. org. ges. Chir. **93**, 199 (1939).
Tavernier, L., et P. Truchet: La section des branches articulaires du nerf obturateur dans le traitement de l'arthrite chronique de la hanche. Rev. Orthop. **28**, 62—68 (1942); Ref.: Z. org. ges. Chir. **109**, 59 (1943).
Tavernier, L.: L'énervation de la hanche dans les coxarthries. Acta orthop. Belg. **15**, 272—277 (1949).
—, Le traitement des pseudarthroses du scaphoide. Mém. Acad. Chir. **76**, 117—123 (1950).
Testut, L.: Traité d'Anatomie Humaine, Bd. I. Paris: G. Doin 1921.
Toldt, C., und F. Hochstetter: Anatomischer Atlas, Bd. III. Wien: Urban u. Schwarzenberg 1940.
Trojan, E., und H. Jahna: Die konservative Behandlung des veralteten Kahnbeinbruches der Hand. Arch. orthop. Unfall-Chir. **47**, 99—104 (1955).
—, Die operative Behandlung des veralteten Kahnbeinbruches der Hand. Beilageh. Z. Orthop. **87**, 160—163 (1956).
—, et G. de Mourgues: Fractures et Pseudarthroses du scaphoide carpien. Etude thérapeutique. Rev. Chir. orthop. **45**, 614—677 (1959).
Trojan, E.: Zur Diagnostik des Kahnbeinbruches der Hand. Chir. Praxis **1961**, 311—324.
—, Die Behandlung des Kahnbeinbruches der Hand. Chir. Praxis **1961**, 437—460.
Trueta, J.: Zit. nach J. Hromada.

Übermuth, H.: Nagelung von Kahnbein-Pseudarthrosen der Hand. Zbl. Chir. **1941**, 1936—1941.

Valentin, G.: zit. nach G. Filogamo und M. Robecchi.
Vogl, A.: Die Exkochleation der Substantia spongiosa, eine operative Behandlung der Osteoarthritis chronica deformans. Z. Orthop. **78**, 375—380 (1949).
—, Lunatummalazie. — Exkochleation. Zbl. Chir. **80**, 136—140 (1955).

Wachsmuth, W.: Allgemeiner Teil und die Operationen an der oberen Extremität. In M. Kirschner, Operationslehre. Berlin-Göttingen-Heidelberg: Springer 1956.
Wagner, C. J.: Fractures of the carpal navicular. J. Bone Jt. Surg. **34 A**, 774—784 (1952).
Walter, H.: Die Entstehung der lokalen Malacien. Arch. orthop. Unfall-Chir. **25**, 557—599 (1927).
Watermann, H.: Arthrosen. Unfall und Behandlung. H. Unfallheilk. **48**, 81—95 (1955).
Weil, S.: Über Verletzungen und traumatische Erkrankungen der Handwurzelknochen. Bruns' Beitr. klin. Chir. **140**, 230—250 (1927).

WELLER, S., J. KLÖSS und K. ULLRICH: Anatomische Variationen des Handgelenks und ihre Beziehung zum Kahnbeinbruch. Msch. Unfallheilk. **64**, 215—224 (1961).
WETTE, W.: Zur Begutachtung der Lunatumnekrose. Zbl. Chir. **1929**, 2401—2402.
—, Die Lunatumnekrose als Unfallfolge und Berufskrankheit. Arch. orthop. Chir. **29**, 299—319 (1931).
—, Doppelseitige Lunatumnekrose. Mschr. Unfallheilk. **39**, 78—81 (1932).
WIEDHOPF, O.: Zur Technik der Lunatumexstirpation bei Malacie. Dtsch. Z. Chir. **235**, 384—397 (1932).
—, Die Lunatumnekrose und ihre Behandlung. Med. Welt **1933**, 1327—1328.
WILHELM, A.: Zur Innervation der Gelenke der oberen Extremität. Z. Anat. **120**, 331—371 (1958).
—, u. M. SPERLING: Zur Technik der zentralen Navicularespanung. Chirurg **34**, 29—31 (1963).
WILKINSON, M. C.: Arthritis of wrist relieved by synovectomy. Proc. roy. Soc. Med. **42**, 592—594 (1949).
WINCKLER, G.: Le nerf articulaire dorsal du premier espace interosseux de la main. Arch. d'Anat. **36**, 61 (1953).
WITT, A. N.: Funktionsstörungen der Hand. Verh. dtsch. Orthop. Ges. (Beilageh. Z. Orthop.) **87**, 137—155 (1956).
—, Aussprache am 44. Kgr. d. Dtsch. Orthop. Ges. Z. Orthop. **88**, 112—113 (1957).
WITTECK, A.: Über Verletzungen der Handwurzel (Os lunatum). Bruns' Beitr. klin. Chir. **42**, 578—581 (1904).
WODARZ, W.: Mondbeintod und Unfall. Mschr. Unfallheilk. **43**, 425—428 (1936).
WRETE, M.: The innervation of the shoulder joint in man. Acta anat. (Basel) **7**, 173 (1949).
ZORN, G.: Über Mondbeinbrüche und ihre Heilung im Vergleich zum Mondbeintod. Mschr. Unfallheilk. **63**, 254—259 (1960).
ZRUBECKY, G., und B. KELLER: Operative Behandlung und plastischer Ersatz von versteiften Mittelgelenken. Chir. Praxis **1960**, 69—76.

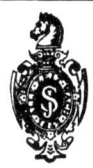

SPRINGER-VERLAG
BERLIN·HEIDELBERG·NEW YORK

Handchirurgischer Ratgeber

Von Dr. med. Wilhelm Schink
Privatdozent, Oberarzt der Chirurgischen Universitätsklinik München.

Mit einem Geleitwort von Professor Dr. med.
Rudolf Zenker, München.

Mit 229 Abbildungen.
XII, 287 Seiten Gr.-8°. 1960.
Ganzleinen DM 98,—.

Vorbemerkungen zur Anatomie und Funktion der Hand. Frische Handverletzungen: Allgemeine Richtlinien für die Versorgung offener Handverletzungen. Spezielle Richtlinien für die Versorgung offener Handverletzungen. Allgemeine Richtlinien für die Versorgung geschlossener Handverletzungen. — Wiederherstellungschirurgie bei veralteten Handverletzungen: Behandlungsplan. Vorbereitung der Haut. Haut. Nerven. Knochen. Gelenke. Sehnen. Ersatzoperationen bei Finger- oder Handverlust. — Pyogene Infektionen der Hand: Allgemeine Richtlinien für die Behandlung von Handinfektionen. Spezielle Richtlinien für die Behandlung von Handinfektionen. — Ausgewählte Handschäden verschiedener Genese. Begutachtungsuntersuchung: Gegenüberstellung der alten und neuen anatomischen Nomenklatur. — Literaturverzeichnis. Sachverzeichnis.

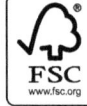

MIX
Papier aus verantwortungsvollen Quellen
Paper from responsible sources
FSC® C105338

If you have any concerns about our products,
you can contact us on
ProductSafety@springernature.com

In case Publisher is established outside the EU,
the EU authorized representative is:
**Springer Nature Customer Service Center GmbH
Europaplatz 3, 69115 Heidelberg, Germany**

Printed by Libri Plureos GmbH
in Hamburg, Germany